MANUEL

DE

MÉDECINE ÉLECTRIQUE

PRIX : UN FRANC

INSTITUT ÉLECTROTHÉRAPIQUE

DE PARIS

27, Rue Godot de-Mauroy, 27

MANUEL

DE

MÉDECINE ÉLECTRIQUE

PRIX : UN FRANC

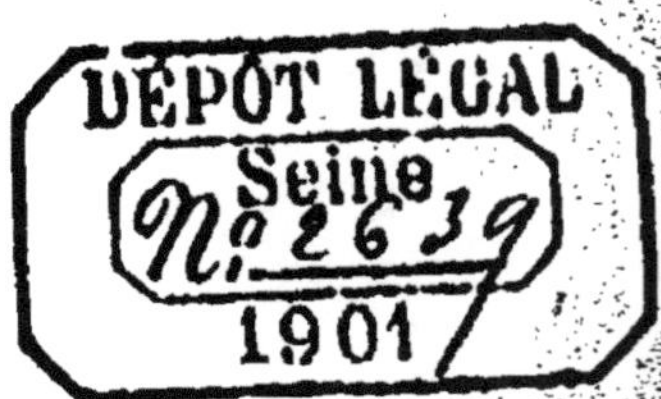

INSTITUT ÉLECTROTHÉRAPIQUE

DE PARIS

27, rue Godot-de-Mauroy, 27

PRÉFACE

Ce Manuel est l'œuvre collective de tous les médecins qui ont contribué, dans ces dernières années, à l'édification de cette admirable méthode médicale qui, sous le nom de **Médecine Électrique**, a brisé le moule des vieilles doctrines classiques et ouvert aux malades aussi bien qu'aux savants des horizons entièrement nouveaux.

Désormais, le mot « incurable » doit être banni du dictionnaire thérapeutique; car, grâce à la toute-puissance de l'électricité médicale, il n'est presque plus aujourd'hui de maladie chronique à laquelle on ne puisse opposer un traitement victorieux.

Forts des résultats obtenus, tous les médecins de l'Institut Electrothérapique de Paris continuent à marcher la main dans la main à des conquêtes nouvelles, et voient déjà poindre l'aurore du jour béni, où l'homme, délivré enfin des infirmités que traînent avec elles les affections chroniques, pourra traverser tranquillement la vie, sans être à chaque instant le jouet débile et la victime désarmée du mal physique.

Docteur Mérand.

AVIS IMPORTANT

MANIÈRE DE CORRESPONDRE

Ce Manuel, uniquement consacré au traitement des maladies chroniques, susceptibles d'être guéries par les applications de l'électricité médicale, s'adresse surtout aux malades qui veulent se soigner eux-mêmes, et éviter ainsi un dérangement, rendu d'ailleurs inutile par la facilité de nos procédés. Ils n'auront qu'à chercher à la table des matières le nom de leur affection ; ils trouveront le traitement à la page indiquée. D'ailleurs, nous nous tenons toujours à la disposition des personnes malades qui veulent bien nous demander un conseil. Elles n'ont qu'à joindre à leur demande de consultation un timbre de 15 centimes, en nous donnant d'une manière précise les détails suivants :

1° Age et profession du malade ;

2° Sexe ;

3° Début et marche de l'affection ;

4° Maladies antérieures ;

5° Santé des parents (père, mère, frères, sœurs) ;

6° Traitements suivis jusqu'à ce jour et leur résultat ;

7° Renseignements sur le sommeil, l'appétit, les fonctions intestinales.

Il leur est répondu gratuitement par retour du courrier.

Avec ces indications, nettement formulées, nous pouvons diriger le traitement comme si nous avions le malade sous les yeux.

L'ÉLECTRICITÉ MÉDICALE

Le Manuel que nous publions a pour but de vulgariser nos différentes méthodes de traitement par la métallothérapie et l'électrothérapie. Il y a déjà bien longtemps, quand les premiers essais furent faits, bien timidement il est vrai, le corps médical en entier, ennemi comme on sait de toutes les innovations et de tout ce qu'il n'a pas été, dès l'école, habitué à croire et à admirer, n'eut pas assez de mépris ni de rires, à l'égard de ce qu'il considérait comme une facétie. Burcq, le promoteur de la métallothérapie, obtint toutefois, à grand'peine, de porter ses expériences dans les hôpitaux, sous les yeux mêmes d'hommes absolument prévenus d'avance, et qui le considéraient comme une variété d'halluciné, atteint d'une folie spéciale, douce, il est vrai, mais grotesque. Il fallut cependant se rendre à l'évidence; les faits parlaient d'eux-mêmes, ils étaient tellements décisifs et probants, et en dépit de tous une nouvelle science fut créée. La métallothérapie avait dès lors droit de vivre. Puis comme, en définitive, il n'y a rien d'absolument nouveau sous le soleil, on finit par s'apercevoir que ce que l'on croyait une découverte absolument nouvelle avait déjà bien longtemps auparavant été employé avec succès, bien que, toutefois alors, sans données scientifiques aucunes, et d'une façon tout à fait empirique ; c'était donner à la méthode des titres de noblesse auxquels elle avait droit.

On raconte qu'Hahnemann, désespéré de n'avoir pu, même avec tout l'arsenal thérapeutique que lui fournissait la médecine de l'époque, sauver son fils d'une fièvre typhoïde dont il était atteint, constatant en outre les funestes effets que les drogues avaient eus sur le cours de la maladie, résolut dès lors de soigner tous les malades par une nouvelle méthode qu'il créa de toutes pièces : l'homéopathie. Il y a un dicton populaire qui est bien vrai : « Quand un médecin ordonne une drogue, même en n'en prenant que le quart, on peut s'empoisonner. » Nous-même, ainsi qu'Hahnemann, effrayé des véritables accidents que la médecine des drogues occasionne chaque jour sous nos yeux, depuis longtemps nous avons renoncé à nous en servir. La nature veut la vie et non la mort, elle combat de tous ses efforts pour se débarrasser du mal qui l'envahit, il faut l'aider et non la contrarier ainsi que la médecine officielle, avec ses formules de sirops écœurants, ses poisons à action totalement inconnue bien qu'elle pense les connaître), ne cesse de le faire avec un parti pris systématique et digne d'une meilleure cause. Est-on bien sûr qu'il soit si urgent, dans une maladie, de toujours couper, comme on le dit, la fièvre, qui a certainement, par sa température élevée, une action bactéricide ? Que de morts subites venant donner le coup final aux centres nerveux déjà à moitié empoisonnés par les sécrétions bacillaires ! On se contente, en ces cas, de croire que cela devait arriver, que c'était écrit, tout simplement, comme dans la loi de Mahomet. Et cependant, quoi qu'on en dise, de tels accidents pourraient presque toujours être évités, mais évidemment ce ne sera pas avec le système actuel de médecine. C'est parce que nous croyons aux bienfaits réels d'une médecine sagement appliquée que nous osons parler ainsi et nous élever avec une foi d'apôtre contre les faits positivement monstrueux qui se passent. Il suffit d'entrer dans la chambre d'un malade atteint seulement depuis peu de jours, pour voir sa table de nuit et tous les meubles couverts de fioles de toutes les grandeurs, contenant dans un mélange incroyable tous les poisons les plus redoutables. Chaque jour le médecin, en partant, fait une ordonnance nouvelle, à laquelle il ne croit d'ailleurs pas plus qu'en celle de la veille ou dans celle qu'il fera le lendemain. S'il est jeune, avant de venir il s'est donné la peine d'apprendre chez lui par cœur une belle formule, une de ces formules dans laquelle il n'a pas foi, mais qui en revanche fera sauter d'aise le cœur du pharmacien qui aura à l'exécuter, parce qu'elle lui rapportera beaucoup; plus tard, plus avancé dans la vie, il ne croit pas davantage à ce qu'il prescrit. Il conseillera n'importe quoi, et, s'il est honnête homme, quelque chose autant que possible d'inoffensif.

Une des prétentions les plus inouïes de la médecine officielle est de croire que chaque poison, par une sorte de propriété attractive spéciale, ingéré par l'estomac, se rend invariablement à son adresse sans se tromper, pour influencer directement l'organe malade auquel il est destiné. Un malade a de la fièvre et mal à la tête, il tousse, son cœur fatigué bat mal, l'estomac et les intestins ne fonctionnent pas bien. Eh bien! dans une même potion on met un poison différent destiné spécialement à chacun des organes atteints; le triage se fera dans l'estomac, d'où, partant de là, chaque substance prendra le chemin qui sera le bon, sans se tromper, passant indifférente, et sans agir d'une façon funeste, sur les cellules qu'elle ne devra pas toucher. N'est-ce pas ainsi que se fait la médecine actuelle? Si encore on ne donnait qu'un médicament à la fois, mais tous ensemble; c'est grotesque certainement, et cela montre un mépris ou une ignorance absolue des lois physiologiques. Ceux qui sont de bonne foi, et nous espérons qu'il en est encore, se fondent, pour donner des médicaments aux doses énormes auxquelles ils osent les employer, sur des expériences faites sur les animaux; mais les réactions chez l'homme et chez ces derniers ne sont pas les mêmes, à preuve les chèvres, qui peuvent impunément manger du tabac sans s'empoisonner.

Et puis l'histologie pathologique des centres nerveux n'est pas encore assez avancée pour que l'on puisse tirer la plus légère conclusion des expériences faites; c'est et ce sera encore pour bien longtemps la bouteille à l'encre classique où nul ne discerne rien, et où l'on pense tout voir, suivant l'angle sous lequel on se place. Il ne faudrait pas croire qu'un simple esprit de révolte, quelque chose comme une anarchie médicale, nous porte à parler ainsi, mais une conviction profonde, née depuis bien longtemps. Nous disons simplement tout haut ce que chacun pense tout bas, mais n'ose s'avouer, de peur de voir le vieux monument vermoulu de la médecine officielle, regardé jusqu'à présent comme l'arche sainte, s'écrouler tout à coup et tomber en ruines. Ces idées depuis longtemps se sont fait jour et ont pénétré partout; dans vingt ans, la médecine routinière aura vécu, et ce qui, à présent, est comme une révolte, deviendra une vérité scientifique et acquise.

Telles sont les causes multiples pour lesquelles nous nous sommes voué exclusivement à la métallothérapie et à l'électrothérapie; il ne faudrait pas croire cependant que nous rejetions systématiquement tous les médicaments. Ce contre quoi nous nous élevons avant tout, c'est contre la prescription et l'affluence sans cesse croissante des drogues inutiles et nuisibles de toutes sortes, que l'on n'a même plus la pudeur de chercher à essayer tout d'abord sur des animaux, mais que l'on donne d'emblée aux malades, quitte à en constater après les déplorables effets.

Nous savons très bien que le sulfate de quinine, donné en temps convenable et à doses modérées, guérit mieux que quoi ce soit un accès de fièvre intermittente, à l'exclusion de tout autre moyen; mais si l'on voulait compter avec soin les médicaments curatifs dont dispose la médecine actuelle,

nous sommes sûr que, sur tant de milliers, leur nombre ne
s'élèverait pas à quinze, dont l'action soit réelle et indiscu-
table. La métallothérapie et l'électrothérapie ne nous ont jamais
donné de ces mécomptes, jamais elles n'ont entravé le jeu
d'aucun organe; au lieu de finir d'empoisonner les centres
nerveux déjà malades, elle ont été pour eux une source nouvelle de vie, dont l'action bienfaisante n'a pas tardé à se
faire sentir. Agissant doucement et sans secousse, à la façon
d'un massage profond, portant sur les éléments les plus déli-
cats des cellules, agissant par l'intermédiaire des nerfs sur les
vaisseaux les plus déliés et les fibres musculaires les plus
ténues, elles portent, en un mot, leur action tonique partout
où elle est nécessaire et sans jamais se tromper.

Évidemment, nous n'avons pas la prétention de guérir
toutes les maladies par notre méthode; mais ce que nous
prétendons, et ce dont nous sommes absolument certain,
c'est que, dans les cas les plus graves et souvent les plus
désespérés, quand bien même nous ne réussirons pas à
tarir totalement la source du mal, nous apporterons un soulagement tel que, pour beaucoup de malheureux abandonnés
de la médecine ordinaire, il équivaut à une guérison complète.

Ajoutons que ceci se produit sans que jamais nous
ayons à redouter le moindre accident ni la moindre com-
plication consécutive. Qu'on ne s'étonne donc pas si, dans
le traitement placé dans notre Manuel à la fin de chaque
maladie, on voit indiqués à peu près les mêmes moyens
de guérison; mais qu'on se persuade qu'aidées par une
hygiène excellente, l'électro et la métallothérapie ont donné
de beaucoup jusqu'à présent les meilleurs résultats, et ont
eu raison des maladies regardées jusque-là par tous nos
confrères comme incurables. Il ne faut pas oublier qu'à côté
de la maladie, il y a le malade, dont le tempérament spécial est tellement à considérer, qu'il oblige le médecin cons-
ciencieux, désireux de faire avant tout de la médecine

scientifique, à modifier, suivant les cas, les moyens de traitement dont il dispose, tout en suivant les indications générales appartenant tous à la même méthode.

***

Ce n'est une nouveauté pour personne d'entendre dire à cette heure que l'électricité tend à détrôner, dans le traitement des maladies chroniques, l'arsenal rouillé de la vieille thérapeutique, qu'il s'agisse de ses drogues les plus vantées ou de ses stations thermales les plus en vue. Nous n'insisterons pas de nouveau beaucoup sur les préparations pharmaceutiques, dont la multiplicité indique suffisamment l'impuissance. Chaque année nouvelle nous apporte un contingent de remèdes nouveaux et voit disparaître ceux de l'année passée. C'est ce qui faisait dire à un vieux praticien, qui n'était pas dupe de tous ces enthousiasmes d'un jour, en parlant d'un des mille produits à la mode, dont on lui demandait l'efficacité : « Hâtez-vous de l'employer pendant qu'il guérit ! » Un beau matin, en effet, on vient vous raconter dans les journaux spéciaux que l'antipyrine agit merveilleusement dans telle ou telle forme de névralgie. Le lendemain, à la même page, dans le même journal et, qui pis est, souvent sous la même signature, vous lisez exactement tout le contraire.

Les stations thermales ont joui également, pendant de longues années, d'un engouement extraordinaire, mais il y a beau temps que leur clientèle, à défaut de ses rhumatismes, y a laissé ses illusions, et ceux qui les exploitent encore aujourd'hui comptent plus sur le trente et quarante, les petits chevaux et la roulette, que sur la vertu de leurs sources. Au fond, ils ont parfaitement raison, car ils savent par eux-mêmes que leurs eaux, plus ou moins sulfureuses, peuvent, grâce à leur thermalité et peut-être aussi à leur odeur désagréable, endormir pendant quelques jours, mais non d'une manière indéfinie, la patience du malade, qui se lasse et ne revient plus. Et comme, à tout prix, il faut une clientèle pour remplir les hôtels et les maisons meublées, on attire à soi, par le jeu, par les fêtes, par les plaisirs, toute une population cosmopolite de joueurs et de désœuvrés. C'est là aujourd'hui tout ce qui reste de plus clair de la vogue des villes d'eaux. On y va encore certainement, mais à une seule condition, c'est de se bien porter, car on sait par expérience que si l'on est malade, ce n'est sûrement pas là qu'on recouvrera la santé. Toutes ces cures thermales ne sont donc que simples amusettes, dont ne peut plus se contenter l'esprit pratique de notre siècle positif. On sait que monsieur un tel est allé aux eaux cet été, que tel autre y va depuis quatre ou cinq ans, et on les voit toujours malades. Il est vrai qu'on peut se dire : « Oui, mais s'ils n'y étaient pas allés, peut-être qu'ils seraient morts. » Plus généralement on pense, et c'est aussi notre avis, que s'ils étaient restés chez eux bien tranquillement, ils ne s'en seraient ni mieux ni plus mal portés, et auraient ou du moins le bénéfice d'une sage économie.

En médecine, comme en art, comme en politique, comme dans toutes les manifestations de la pensée, on a à cette heure une soif ardente de vérité. On est rassasié de paroles vides, de phrases creuses et toutes faites, de ces banalités sonores qui ont servi de hochet au scepticisme bon enfant de ceux qui nous ont précédés. On veut quelque chose de certain ; on en a assez des à peu près et des demi-mesures qui n'aboutissent pas. Aussi cherche-t-on de tous côtés à repousser les vaines théories qui ne mènent à rien, pour se renfermer de plus en plus dans les limites de la pratique sage et féconde. Et c'est pour cela que l'électricité médicale est en passe, en dépit des jaloux, des envieux et des routiniers, de prendre en thérapeutique une place si considérable, car les malades n'ont pas tardé à reconnaître, avec leur bon sens si fin et si droit, tout le bénéfice qu'ils pouvaient retirer d'une médication toujours sûre dans ses effets, qui leur permet de se soigner chez eux, sans rien changer à leurs habitudes.

L'électrothérapie, dans dix ans, régnera en souveraine dans le traitement de la plupart des affections chroniques. Ses fidèles aujourd'hui sont déjà légion, car ses succès ne se comptent plus dans le rhumatisme, dans la goutte, dans le diabète, dans la phtisie, dans les myélites, dans les névroses. Le tout, en électricité médicale, est d'avoir un diagnostic certain de la maladie et de se servir ensuite d'un bon appareil, exclusivement médical, fabriqué, par conséquent, sous la direction de médecins spécialistes, et non par de vulgaires industriels qui n'ont aucune notion du but en vue duquel il doit être uniquement construit. Cette condition *sine qua non* de l'électricité médicale, l'Institut Electrothérapique de Paris l'a réalisée dans toute son intégrité, car il n'est pas une pièce de n'importe quelle machine qui ne soit vérifiée et expérimentée par le médecin de service de l'atelier, avant d'être livrée à l'ouvrier. C'est grâce à cette surveillance étroite, à ces soins minutieux, à cette collaboration méticuleuse de nos docteurs et de nos ouvriers, que nous sommes en mesure de livrer des appareils impeccables, qui ne trompent jamais ni notre confiance ni celle de nos malades.

LES DISQUES MÉTALLOTHÉRAPIQUES

Leur usage et leur application.

L'homme, depuis qu'il souffre, c'est-à-dire depuis qu'il existe, a toujours cherché à combattre la douleur. Tous les moyens lui ont été bons pour atteindre ce but si ardemment souhaité et si légitime. Ne plus souffrir! Endormir la douleur! Ne plus sentir le mal accomplir son œuvre de destruction, lente ou rapide, dans la profondeur des tissus, dans l'intimité des chairs meurtries, au prix des plus atroces sensations subjectives! D'aucuns à la douleur ont préféré, et tous les jours on voit des gens qui préfèrent la mort, quoi qu'en ait dit le fabuliste, qui pourtant connaissait bien la nature humaine. Il faut avouer toutefois que l'effort de l'humanité entière vers ce but si naturel est demeuré longtemps infructueux, car le temps n'est pas loin où la seule douleur était un obstacle aux grandes opérations de la chirurgie. L'éther et le chloroforme sont d'un emploi bien récent, et l'opium et ses dérivés, d'un usage aujourd'hui si fréquent dans tant d'affections internes et externes, ne sont manipulés avec quelque assurance que depuis un temps bien proche du nôtre. '

Malheureusement, l'emploi de tous ces anesthésiques — c'est ainsi qu'on nomme les médicaments précités — présente de nombreux inconvénients, en dépit de la sagesse et de la précaution avec lesquelles les plus prudents savent les administrer. Nous ne faisons pas allusion ici aux erreurs de dosage, pourtant possibles, car les cas d'empoisonnement aigu sont heureusement fort rares, il faut bien le reconnaître, et ne forment qu'une quantité négligeable dans l'innombrable série de dangers que présentent les opiacés. Nous avons en vue surtout la terrible accoutumance à l'agent toxique, qui oblige le médecin à augmenter toujours la quantité du médicament chez une même personne, pour produire un même résultat. Ainsi voilà un malade atteint d'une névralgie que cinq centigrammes d'extrait d'opium calment parfaitement au début du traitement. Au bout de quinze jours, la névralgie persistant, ce n'est plus cinq centigrammes qui lui seront nécessaires pour calmer ses douleurs, c'est déjà du double dont il aura besoin, et ainsi de suite, car la progression augmente mathématiquement. Notez, en outre, que l'opium n'a qu'un effet calmant passager, mais reste sans influence aucune sur le mal lui-même. Je ne parle pas de ses effets désastreux sur l'estomac, sur l'intestin et sur les autres viscères. Je note simplement ce fait que le suc de pavot, comme tous ses congénères, n'a qu'une action très limitée et très peu durable en somme sur l'élément douleur, qu'en outre il ne peut rien sur la cause elle-même de la dite douleur, et que non seulement il n'y peut rien, mais encore qu'il est susceptible, en la masquant, d'empêcher l'application de l'agent curateur qui en viendrait à bout. C'est donc, tout en reconnaissant qu'il a constitué un progrès énorme à son heure, un médicament des plus dangereux, et qu'il faut en conséquence prescrire le moins possible au malade. Il faudrait même le bannir définitivement de la thérapeutique dans les maladies chroniques, pour cette autre raison que son absorption, comme celle de l'alcool et du chanvre indien, entraîne une ivresse d'une volupté si étrange, que celui qui l'a ressentie une fois n'a pas de cesse qu'il ne l'ait éprouvée une seconde. De ce jour, la morphinomanie est créée, et le pauvre malade, continuellement sollicité par sa nouvelle passion, tombe bientôt dans une déchéance physique et morale telle qu'il oublie tout pour la satisfaire.

Nous ne ferons pas le portrait du morphinomane, mais qu'il nous suffise de dire que l'abus de la morphine a pris, depuis quelques années, de telles proportions, qu'il s'est créé des maisons de santé où on ne traite uniquement que les victimes du redoutable poison. J'ajoute que ces établissements sont des plus prospères. La morphinomanie, comme l'absinthisme, comme l'éthéromanie, conduit fatalement au suicide. Les journaux quotidiens en ont relaté d'assez retentissants exemples dans ces dernières années, pour qu'il soit inutile d'insister sur ce point.

Il fallait donc trouver un agent, capable à la fois et d'endormir la douleur et de supprimer sa cause, et dont l'accoutumance ne détruirait pas en même temps l'action bienfaisante. Cet agent, si longtemps cherché et si ardemment désiré, n'est autre que le disque métallothérapique, dont l'efficacité toujours sûre et toujours égale n'entraîne avec elle aucun inconvénient d'aucune espèce ni d'aucune nature. C'est la médication type, le traitement idéal.

Dans toutes les affections où la douleur et l'inflammation qui en est la cause jouent le rôle principal, les disques métallothérapiques ont une vertu souveraine. Longtemps discutés et contestés, comme toutes les nouveautés qui détruisent et détrônent les vieilles formules, ils sont aujourd'hui acceptés dans le monde savant tout entier, qui a eu enfin la bonne grâce de s'incliner, sur les pressantes sollicitations des malades guéris, devant ce qu'on pourrait appeler, en parodiant un mot célèbre, la médecine des résultats.

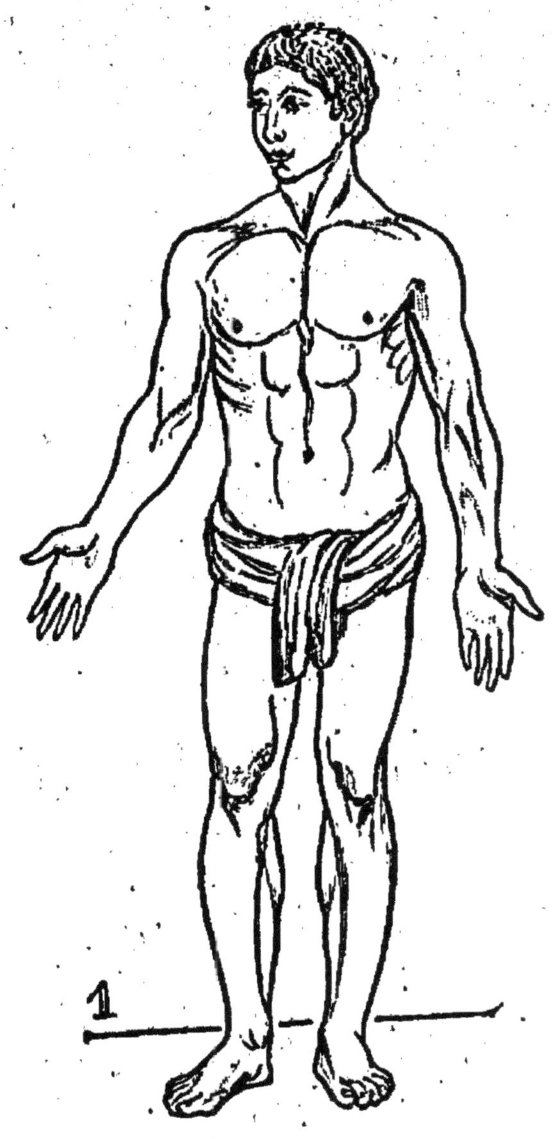

FACE ANTÉRIEURE. — Figure destinée à l'indication des diverses parties du corps où les disques doivent être appliqués selon chaque cas particulier.

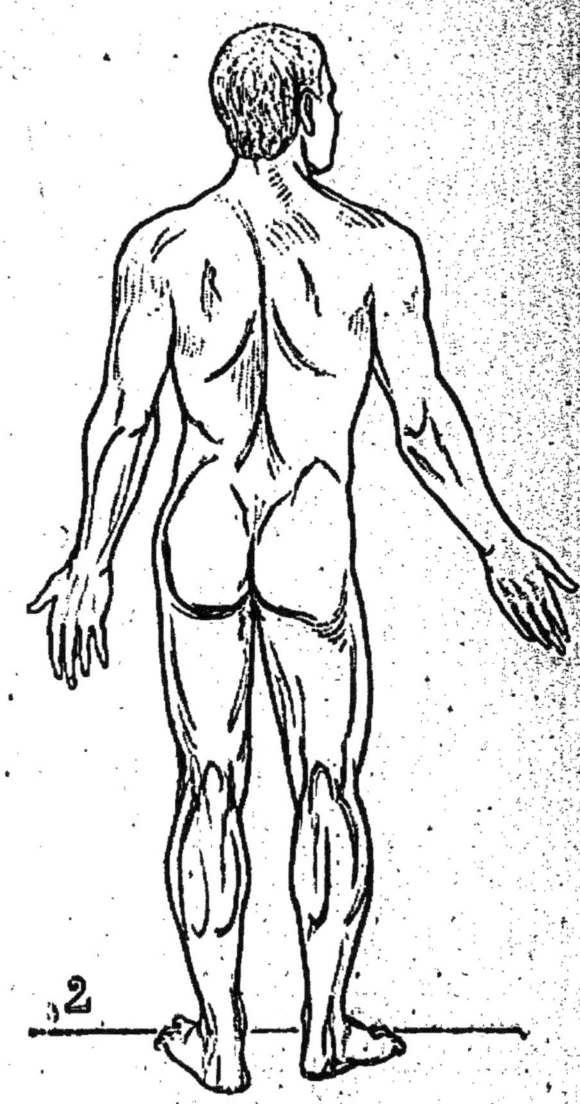

FACE POSTÉRIEURE. — Figure destinée à l'indication des diverses
parties du corps où les disques doivent être appliqués selon
chaque cas particulier.

Les disques sont formés de deux métaux, cuivre et zinc (élément métallique), soudés par un canal qui renferme l'élément électrique, lequel n'entre en jeu qu'au contact tiède de l'épiderme. C'est donc une heureuse combinaison de la métallothérapie et de l'électrothérapie, la synthèse de deux agents curateurs sans rivaux, qui se fondent l'un dans l'autre, pour porter, chacun par cette union, leurs propriétés calmantes et sédatives à leur plus haute puissance. Car c'est là, en effet, l'action primordiale des disques métallothérapiques : ils sont le modérateur souverain de la douleur. Soit par exemple une névralgie intercostale. Connaissez-vous une douleur plus tenace et plus pénible? Les disques appliqués sur la colonne vertébrale, à l'émergence des cordons nerveux et sur le siège même du mal, l'enlèvent et le font disparaître comme par enchantement. Il en va de même des névralgies faciale, sciatique, etc. La douleur s'évanouit à la première application, et en continuant le traitement pendant le temps moyen que l'expérience a fixé, c'est-à-dire pendant trente nuits environ, elle disparaît sans retour possible. N'est-ce pas là une des plus brillantes conquêtes de l'art de guérir, et ne sommes-nous pas excusables après cela, quand les bienfaits de la méthode nouvelle, mis en regard des tâtonnements et des errements de la médecine ordinaire, emportent notre admiration au point de nous faire oublier que, nous aussi, nous avons épelé les premières lettres de l'alphabet scientifique sur les genoux de l'*Alma Mater?* Mais qu'y faire? Le monde marche, et ce n'est pas parce qu'il plaît à quelques retardataires haut placés dans la hiérarchie médicale de marquer encore le pas sur place, que ceux qui ont le culte passionné du progrès dans toutes les branches de l'activité humaine, doivent faire taire leur désir du mieux, et suivre servilement le *vulgum pecus* dans son respect d'une tradition surannée. Le *magister dixit* n'a jamais été notre fait, et nos sympathies vont toujours à celui qui cherche du nouveau, dût-il se tromper cent fois, plutôt qu'à l'imitateur débile qui se contente de répéter, sans une idée personnelle, ce que d'autres ont dit avant lui, et souvent mieux que lui. Aussi bien la période de nos grandes luttes scientifiques est-elle close, et entrons-nous aujourd'hui dans une phase plus calme. Beaucoup de ceux qui ont dénié toute action à l'électro-métallothérapie ne sont plus là, comme hélas ! a aussi disparu celui qui nous a soutenu dès la première heure dans notre bon combat contre la routine, le génial Charcot. L'apaisement est donc à peu près complet aujourd'hui. Les disques métallothérapiques ont fait leur chemin dans le monde. Les malades les ont imposés aux médecins, et ceux-ci, reconnaissant enfin leur précieuse efficacité, les ont prescrits à leur tour. Ils ont rendu jusqu'à ce jour d'incommensurables services à tous ceux qui souffrent. Ils contribueront encore dans l'avenir, soutenus par leur glorieux passé, à la disparition de la douleur, à la guérison du mal physique.

⁕

Les disques métallothérapiques sont connus aujourd'hui dans l'un et l'autre hémisphère. Il n'est pas nécessaire de faire une fois de plus leur éloge qui est dans la bouche — et ils sont légion — de tous ceux qu'ils ont guéris. Il n'est pas un malade qui n'en ait retiré un bénéfice éclatant et définitif, même dans des cas où la médecine ordinaire avait renoncé à lui procurer un soulagement passager. C'est dire que, dans toutes les familles, on devrait avoir constamment sous la main quelques disques métallothérapiques, pour parer immédiatement à toutes les indispositions qui peuvent inopinément frapper un de leurs membres. Combien de maladies n'éviterait-on pas de cette manière si simple, et en somme peu coûteuse, puisqu'un premier débours permet de supprimer du

coup et les honoraires du médecin et les notes du pharmacien!
Les disques métallothérapiques rétablissent toujours les troubles de la circulation, et on sait le rôle que jouent les troubles
circulatoires dans la genèse de toutes les maladies, quelle
que soit la cause qui les provoque. Voici, par exemple, une
personne qui a pris froid, soit à la promenade, soit dans un
endroit quelconque où soufflait un courant d'air; elle se sent
mal à son aise, des frissons la saisissent, ses dents claquent,
elle a des vertiges ou des éblouissements, en un mot on sent
et elle sait elle-même qu'elle est sous l'impression d'un refroidissement qui va se traduire, selon son tempérament et selon
la moindre résistance de tel ou tel de ses organes, par un
coryza, par une angine, par une bronchite, par une entérite,
par une névralgie, ou bien encore, si les choses vont au pire,
par une pleurésie ou une fluxion de poitrine.

A peine serait-elle avertie de la plus légère perturbation
dans son organisme, qu'elle fera aussitôt appel à l'action
décongestionnante des disques, et elle échappera sûrement
aux funestes conséquences de son refroidissement.

Que de fois n'avons-nous pas été à même d'observer cette
heureuse réaction chez une quantité innombrable de nos
clients, qui ainsi ont fini par voir se raffermir définitivement
une santé chancelante! Nous avons connu un jeune homme
qui, chaque fois qu'il prenait froid aux pieds, — et Dieu sait
si les occasions de se refroidir sont nombreuses dans nos climats, où, sur douze mois de l'année, il y en a cinq à peine
d'à peu près cléments, — était invariablement gratifié d'une
amygdalite. Nous lui conseillâmes d'appliquer préventivement toutes les nuits cinq disques sur la colonne vertébrale
et un sur la gorge, pendant un temps indéterminé. Ce jeune
homme, dès ce jour-là, n'a plus su ce que c'était d'avoir une
inflammation des amygdales.

Mais, somme toute, là ne se borne pas l'action des disques.
Ils ont une efficacité toute-puissante, même lorsque le mal
est déclaré, et tous ceux qui en ont fait usage dans les affec-

tions chroniques du système nerveux, dans les rhumatismes, dans la goutte, dans certaines maladies de l'estomac et de l'intestin, n'ont eu qu'à se féliciter hautement du bénéfice qu'ils en ont retiré. C'est invariablement la guérison qui a été au bout du traitement. Nous indiquons dans la plupart des chapitres spéciaux le nombre de disques qui est nécessaire dans chaque cas particulier, pour vaincre rapidement le mal le plus violent et le plus enraciné. Qu'il nous soit permis de dire ici d'une manière générale que les disques ont surtout des propriétés calmantes et décongestionnantes, qui font que leur emploi s'est imposé de prime abord, dans toutes les affections chroniques où la douleur et l'inflammation jouent le principal rôle. C'est ainsi que les névralgies faciale, intercostale ou sciatique cèdent en quelques nuits — car ce n'est que la nuit qu'on applique les disques — à leur courant éminemment sédatif. La migraine disparaît comme par enchantement. Nos anciennes clientes en savent quelque chose. Que de lettres de remerciements n'avons-nous pas reçues à ce propos! Une de leurs propriétés les plus remarquables en même temps est de procurer le sommeil. Les disques font dormir, et dormir d'un sommeil très paisible et très réparateur, qui n'a rien de la lourdeur pénible du sommeil de l'opium. Au réveil, la tête est absolument libre et l'esprit réellement dispos. On sent que la nuit a été bonne et que tous les organes ont bien reposé. La détente nerveuse est complète. Dans l'asthme, ils ont détrôné sans retour les vésicatoires et les cigares et les cigarettes médicinaux qui ont fait leur temps.

Les douleurs rhumatismales, articulaires ou musculaires ne résistent pas à une nuit d'application. Dans la goutte, leur action est identique. Nous ne rappellerons qu'en passant les immenses bénéfices qu'en retirent tous les jours les névropathes, les neurasthéniques et tous ceux qui, à un degré quelconque, ont subi une atteinte plus ou moins grave du côté de la moelle et de ses enveloppes.

Comme nous le disions plus haut, les disques ne se portent que pendant la nuit et cela pour deux raisons. La première, c'est que, pour que le courant métallothérapique se développe, il faut que l'adhérence de la peau et du disque soit parfaite. Cette adhérence ne s'obtient que par l'immobilité que donne le sommeil ou du moins le repos au lit. La seconde, c'est que, si on les gardait indéfiniment, il s'établirait une accoutumance qui diminuerait leur action.

Les disques sont percés de trous de façon à ce qu'on puisse les coudre, à la manière d'un bouton par exemple, sur une bande de toile, de flanelle, ou un vêtement de nuit, quel qu'il soit, chemise, tricot, gilet. On les applique le soir en se couchant et on les enlève le matin. On ne doit pas les mettre plus de huit à dix heures sur vingt-quatre, et, comme leur action ne peut persister que pendant trois cents heures environ, à la fin de la quatrième ou de la cinquième semaine au plus tard, il faut nous les renvoyer pour que nous leur fassions subir une retrempe qui a pour résultat, en les dépolarisant, de leur rendre toute leur activité première. Cette opération demande vingt-quatre heures. Nous les retournons immédiatement après. Mais nous nous empressons d'ajouter que la retrempe ne devient nécessaire que dans des cas particulièrement rebelles, car ordinairement la très grande majorité des traitements n'excède pas un mois. Les disques ne procurent aucune sensation pénible ou simplement désagréable. Nous recommandons seulement en hiver de les frotter avec une flanelle chaude avant de les appliquer, pour éviter l'impression froide du métal. Il n'y a pas d'autre précaution à prendre.

Les disques produisent une révulsion sur la peau. Cette révulsion se traduit par une rougeur et quelquefois même par une éruption de boutons. Il suffit de saupoudrer l'épiderme avec un peu de poudre d'amidon ou de faire des lotions à l'eau boriquée. C'est là, d'ailleurs, la meilleure preuve de leur action décongestionnante.

Ces quelques explications suffisent à faire comprendre combien l'usage en est commode et pratique. Car c'est évidemment ce qu'il faut rechercher avant tout dans un traitement qui doit forcément durer quelques jours. On voit, en résumé, qu'une fois les disques cousus dans un gilet, on n'a qu'à passer son gilet tous les soirs et à l'enlever tous les matins, en saupoudrant ou en lotionnant les parties sur lesquelles ils ont porté, dès que la rougeur de la peau et l'éruption des boutons se manifestent.

LA CEINTURE MÉTALLOTHÉRAPIQUE

La Ceinture métallothérapique est souveraine dans la plupart des affections utérines, sans lésions graves de la matrice. C'est ainsi que chez la jeune fille, à l'époque de la formation, elle permet l'établissement facile des règles, en supprimant les douleurs parfois si pénibles qui accompagnent ce changement d'état. De même plus tard, à la ménopause, quand le flux menstruel est près de s'arrêter en provoquant chez la femme toutes sortes de troubles locaux ou généraux, grâce à son action toute-puissante sur la circulation et sur le système nerveux, elle conjure tous les dangers et tous les inconvénients souvent si sérieux de cette période de transition.

LES APPAREILS ÉLECTRO-MÉDICAUX

Appareils électrolytiques, névrogéniques. Ozonateurs électrostatiques à simple effet.

Les disques métallothérapiques sont loin d'être la seule arme que l'électrothérapie ait mise au service du médecin pour soustraire le malade aux atteintes de la douleur physique. En dehors des disques dont le courant très doux agit dans le nombre déjà considérable de cas plus haut énumérés, il y a toute la série des appareils médicaux [1], que la *Méde-*

1, Chaque appareil est accompagné du mode d'emploi. Nous avons déjà dit que ce mode d'emploi était toujours conçu dans les termes les plus clairs. Lorsqu'on a l'appareil entre les mains, les applications deviennent ainsi de la plus grande commodité, et comme les premières suffisent toujours à amener une amélioration immédiate, le malade prend aussitôt confiance dans le traitement, qu'il poursuit et continue alors dans les conditions les plus heureuses et les plus favorables.

cine Électrique utilise d'une manière si merveilleusement heureuse dans une foule d'autres affections chroniques. On peut dire que chaque affection se traite et se guérit par un appareil spécial. Quand donc la maladie est bien connue, que le diagnostic ne laisse aucun doute, — et c'est ce qui arrive toujours dans notre clientèle puisqu'on a l'habitude de ne s'adresser à nous que lorsqu'on a consulté dix médecins qui, généralement, vous disent au moins le nom de votre affection, on peut être certain que l'électrothérapie a toujours en réserve un appareil d'où sortira sûrement la guérison du malade. Le mode d'emploi en est tellement simplifié qu'un enfant lui-même, avec un peu de bonne volonté, pourrait aisément s'en servir. Cette crainte, qu'ont certaines personnes, de ne savoir pas faire les applications elles-mêmes, et qui fait que, parfois, elles renoncent à un traitement qui leur inspire pourtant la plus grande confiance, est la plus chimérique et la moins fondée qui se puisse voir. Une application, par exemple, est autrement moins compliquée que le passage d'une sonde, qu'un lavage de l'estomac, ou même qu'un simple lavement. C'est, d'une manière générale, un léger massage, fait à l'aide de deux tampons, reliés à l'appareil par des fils conducteurs et promenés au niveau des parties malades, sur la peau à nu.

Ainsi, dans la tumeur fibreuse, les plaques de l'**appareil électrolytique**, destiné à son traitement, s'appliquent tantôt sur le bas-ventre, tantôt sur les reins, comme s'appliquerait un cataplasme, pendant quelques minutes. La sensation éprouvée est celle d'une chaleur très douce à la peau, et c'est tout. Pas de vibrations, pas de choc, pas de secousse. Rien enfin de ce que, dans l'esprit du vulgaire, paraît éveiller ordinairement l'idée d'électricité.

Avec l'**Ozonateur électrostatique à simple effet** destiné aux inhalations d'ozone, et qui nous a donné tant et de si admirables succès dans toutes les maladies des voies respiratoires, et principalement dans la plus redoutable et la plus meurtrière de toutes, j'ai nommé la phtisie, l'application est encore plus simple, si c'est possible, puisqu'il ne s'agit que de faire tourner une roue qui met immédiatement l'appareil en action, et de respirer à pleins poumons les effluves qui s'en dégagent en abondance, portant l'agent curateur jusque dans les dernières ramifications de l'arbre bronchique, et jusque dans les replis les plus intimes de l'alvéole pulmonaire.

Dans les paralysies, **l'appareil névrogénique** se manie avec la plus parfaite aisance. Ici ce n'est plus évidemment le malade qui peut faire ses applications lui-même, et pour cause, mais c'est quelqu'un des siens qui aura l'obligeance de se charger de ce soin. L'instruction très claire et très détaillée que nous joignons nous-même à l'appareil avec les explications spéciales au cas particulier qui nous est soumis lui permettra d'agir avec la certitude complète d'obtenir le résultat désiré, dans le temps que nous lui aurons primitivement fixé, en nous basant sur la plus ou moins sérieuse gravité de l'attaque et sur notre expérience personnelle.

D'ailleurs, nous n'expédions jamais un appareil, quel qu'il soit, sans l'accompagner d'une instruction rédigée expressément par l'un des médecins de l'établissement, et si, par hasard, elle n'est pas trouvée absolument nette et précise, si quelque point paraît obscur ou simplement douteux, on n'a qu'à nous écrire immédiatement, et, par retour du courrier, on reçoit le complément d'informations demandé. Il ne faut jamais craindre de nous importuner. Nous sommes assez nombreux à l'Institut Électrothérapique de Paris pour répondre à toutes les lettres, à toutes les questions. La règle qui préside à tous nos travaux est de guérir nos malades en leur imposant le moins de tracas et le moins d'ennuis possible. Il faut, quand un médecin donne ses soins à quelqu'un, que ce dernier ait une confiance absolue et en lui et en sa méthode. Cette confiance se gagne et s'obtient souvent par do petits détails dont il ne faut jamais négliger la bonne exécution. Aussi, pour que tout marche à souhait, restons-nous invariablement et gratuitement à la disposition de tous nos clients, tout le temps qu'ils sont en traitement.

L'appareil utérolytique trouve son emploi dans les maladies de la femme, les métrites chroniques, les engorgements de la matrice, les règles difficiles. Ses applications ne présentent aucune espèce d'inconvénients. Elles sont assurément moins ennuyeuses, mais surtout bien plus efficaces que les pessaires de diverses formes, et que les injections de différentes natures, qui constituent, avec le curetage barbare, le fond actuel de la thérapeutique utérine.

Les maladies de la vessie et de l'urètre relèvent de l'**appareil urétrolytique** qui rend au réservoir urinaire et au canal toute leur élasticité, en fortifiant leurs parois et en tarissant rapidement leurs sécrétions pathologiques, pour si anciennes et pour si invétérées qu'elles soient. Avec ce même appareil on vient également à bout des rétrécissements avec la plus extrême facilité.

La diarrhée chronique relève des applications névrogéniques.

Les inflammations chroniques et l'hypertrophie de la prostate guérissent admirablement par les applications *prostatolytiques*, faites à l'aide de l'appareil de ce nom.

Ces deux affections sont très fréquentes à partir de la soixantaine. Leur traitement, grâce à cet appareil, est simplifié au delà de toute expression, et l'efficacité en est des plus remarquables. Les hommes d'un certain âge sont sûrs d'éviter ainsi les conséquences toujours si fâcheuses pour la vessie des affections de la prostate.

L'appareil otolytique triomphe en deux mois des surdités dont la cause réside dans l'affaiblissement ou dans la paralysie du nerf de l'audition, sans lésion matérielle de l'oreille. Quand l'ouïe commence à s'émousser du fait de l'âge, l'usage de l'appareil otolytique lui rend toute la finesse et toute l'acuité passées. Il supprime donc les désagréments du cornet acoustique et les insufflations d'air que l'on fait d'ailleurs bien inutilement dans ces cas-là.

L'appareil gastrolytique est souverain dans les dilatations de l'estomac et dans plusieurs formes de dyspepsie. Sous son courant régénérateur, les tuniques de l'estomac, distendues et sans force, retrouvent toute leur puissance contractile, et l'organe, revenu à ses dimensions normales, digère aussi bien et aussi facilement qu'avant d'avoir été malade. C'est un des plus beaux succès de l'électricité médicale. Pour si ancienne que soit l'affection, il n'y a pas d'exemple qu'il n'en ait eu définitivement et radicalement raison.

La constipation la plus opiniâtre cède aux applications de **l'appareil entérolytique**, grâce auquel les purgations, toujours débilitantes, deviennent inutiles.

L'appareil à bain faradique trouve son application dans les affections du système nerveux qui se traduisent par un tremblement continuel, affection dont la paralysie agitante ou maladie de Parkinson réalise le type clinique. Pour faire usage de cet appareil, le malade doit être placé dans une baignoire ordinaire, remplie aux trois quarts d'eau à 30 degrés. On installe l'appareil de façon à ce que le courant qu'il dégage traverse complètement l'eau de la baignoire. Le malade doit rester dans le bain pendant vingt minutes.

Nous bornerons ici cette nomenclature, forcément un peu sèche, en nous contentant d'établir bien nettement qu'il n'est pas d'affection chronique qui résiste aux applications de l'électricité médicale, à la condition toutefois que l'appareil employé soit véritablement un appareil médical, et non un produit quelconque du mercantilisme industriel.

Nous nous réservons d'indiquer nous-même, de vive voix, à notre consultation ou bien par correspondance, l'appareil qui, dans le cas qu'on nous soumet, doit amener le plus rapidement la guérison souhaitée.

Mais ce que nous ne cesserons de répéter encore, c'est qu'il n'est pas de malade, pour si abandonné qu'il soit de la médecine ordinaire, pour si impuissants qu'aient été les traitements plus ou moins classiques qu'on lui ait fait subir, auquel nous ne puissions donner la preuve immédiate et palpable que l'électrothérapie ne perd jamais son droit de guérir, même dans les cas qui paraissent les plus désespérés.

DES OZONATEURS ÉLECTROSTATIQUES

A DOUBLE EFFET

Les **Ozonateurs à double effet** sont destinés, en même temps qu'aux inhalations d'ozone, aux bains électriques.

Ce mot de bain électrique est, empressons-nous de l'établir au début de ce chapitre, uniquement un terme technique qui désigne l'application en question. Il ne doit donc éveiller en aucune manière dans l'esprit du lecteur l'idée ordinaire que ce mot de « bain » représente. D'ailleurs, nous donnons un peu plus loin l'explication très claire de cette bienfaisante application.

Les bains électriques sont d'un emploi fréquent dans un grand nombre d'affections locales et générales. Ils ont une action merveilleuse sur toutes les grandes fonctions de l'organisme, mais principalement sur tous les phénomènes de la nutrition. C'est ainsi que sous l'influence du fluide électrique, que l'on a, à si juste titre, appelé le fluide vital, l'appétit le plus languissant se réveille spontanément et dans des proportions véritablement extraordinaires. Les hystériques, par exemple, ou bien encore les phtisiques, qui ne veulent ou ne peuvent plus se nourrir, sont à peine dans le bain depuis quelques miuutes, qu'on les voit pris d'une faim dévorante qu'il faut satisfaire au plus vite, et non seulement ils mangent du plus robuste appétit, mais encore ils digèrent à merveille, sans fatigue, sans effort, sans la plus légère trace de surmenage stomacal. C'est une véritable transformation.

Le bain électrique se prend de deux façons. Il y a le bain simple et le bain avec révulsion.

Dans le bain simple, le malade est mis sur un tabouret isolateur en communication avec l'appareil qui déverse sur lui, d'une manière incessante et par larges ondées, le fluide électrostatique. La sensation ressentie est nulle. Il n'éprouve rien, si ce n'est toutefois un bien-être inexprimable, qui est le fait de la régularisation subite de toutes ses fonctions. Il se trouve aussitôt plus dispos, plus en train, plus à son aise. Il est comme allégé de tout ce qui pouvait l'indisposer il y a quelques instants à peine; il se ressaisit, en un mot, et prend conscience d'une force nouvelle. C'est le traitement tout indiqué des débilités constitutionnelles de toute espèce et de toute nature, acquises ou naturelles, l'ancre de salut de tous les surmenés de notre enfer social, de tous ceux que le travail a épuisés ou que les excès ont courbés avant l'heure.

Pour le bain avec révulsion, le malade est placé, comme dans le bain simple, sur le tabouret isolateur. Seulement, ici, le médecin, ou une personne de la famille au besoin, grâce à une tige métallique appelée excitateur, localise par le contact le fluide électrique sur telle ou telle partie du corps ayant plus spécialement besoin d'être tonifiée. C'est l'estomac chez les neurasthéniques; la colonne vertébrale, c'est-à-dire la moelle, chez les ataxiques; les articulations chez les goutteux et les rhumatisants.

En général, on peut dire que l'Ozonateur à double effet se prête à une foule considérable de traitements. Ses applications peuvent varier à l'infini, selon la manière dont elles sont faites. Nous indiquons aux personnes qui désirent avoir chez elles un Ozonateur à double effet la conduite à tenir dans chaque cas particulier. Qu'il nous suffise de rappeler encore une fois qu'il n'est pas d'appareil, dans toute l'électricité médicale, qui puisse rendre des services aussi variés, aussi divers, aussi précieux.

Dans quelques années, certainement, quand les notions d'hygiène auront pénétré plus avant dans l'esprit public, il n'y aura pas de famille qui ne mettra au nombre des objets de première utilité l'Ozonateur à double effet, dont les applications, intelligemment faites, constitueront pour tous ses membres une garantie absolue contre la plupart des maladies contagieuses ou par ralentissement de la nutrition.

TROUBLES DES ORGANES GÉNITAUX

DE LA FEMME

Congestion de la matrice. — Aménorrhée. Dysménorrhée. — Leucorrhée.

L'état menstruel crée chez la femme un certain nombre d'états morbides, relevant, les uns, de l'état circulatoire de l'organe utérin, les autres de l'impressionnabilité et de la mobilité nerveuses qui lui sont propres. Le rôle de l'électro-thérapie dans la thérapeutique des maladies de la matrice est, nous pouvons l'affirmer, si considérable que, sans elle, il est difficile de conduire à bonne fin la cure de la plupart de ces affections. Parmi les maladies de l'organe utérin justi-ciables de l'électrothérapie, nous pouvons mettre en première ligne la congestion de la matrice ou l'engorgement, tantôt actif, tantôt passif, de cet organe : l'aménorrhée ou suppression des règles, la dysménorrhée ou difficulté de leur écoulement, enfin le catarrhe utérin, leucorrhée ou *flueurs blanches*, pour se servir de l'expression la plus répandue. Les organes de la femme devenant tous les mois le siège d'une congestion physiologique temporaire qui caractérise les règles, toute cause qui les rend plus abondantes ou qui les supprime, ou ne leur permet de se produire qu'avec douleur ou exagération pathologique de la sécrétion muqueuse, crée par cela même un véritable état morbide. Des hémorragies menstruelles abondantes signalent les symptômes de la fluxion, et bien qu'elles puissent se produire sans cause bien apparente, les tempéraments lymphatiques, les mauvaise conditions hygiéniques, les fatigues physiques et morales, les accouchements, les avortements, l'abus des plaisirs vénériens en sont les provocateurs immédiats.

Mais si, tout en étant engorgé, l'utérus ne peut aboutir à sa fonction naturelle, s'il y a absence de règles en un mot, on dira qu'il y a aménorrhée; dans cet état, la femme se trouve sous l'influence d'un malaise général, avec inappétence, lassitude, courbature, pesanteur du côté des organes du bassin; un degré de plus, des coliques très vives se manifestent, des envies fréquentes de vomir, une céphalalgie intense avec état fébrile, en même temps qu'une excitation nerveuse pouvant aller jusqu'à des convulsions, complètent cet appareil symptomatique plus bruyant qu'inquiétant. Si, au contraire, à cet état extrême succède un écoulement difficile, amenant la décongestion lente de l'organe, on sera en présence de ce que l'on a appelé la dysménorrhée utérine. Quant à la leucorrhée, si souvent liée à la métrite, qui n'est que l'exagération pathologique de la sécrétion muqueuse normale, elle est parfois tellement abondante qu'elle constitue une déperdition journalière de forces; pâles, amaigries, abattues, les femmes qui en sont atteintes s'affaiblissent, s anémient graduellement, au point de voir leur existence compromise, si l'on ne vient à leur secours par une médication énergique.

On peut dire que, pour la leucorrhée comme pour la fluxion utérine, l'aménorrhée et la dysménorrhée, l'électro-thérapie est la clef de voûte du traitement de ces différentes maladies. Elle devra donc s'inspirer des variétés de ces divers états pathologiques auxquels elle doit s'appliquer ; c'est aux effets reconstituants de l'électrothérapie qu'il faut recourir pour combattre la congestion de l'utérus avec hémorragies, accident des plus redoutables, surtout si elles sont dues au voisinage de tumeurs fibreuses. L'action toni-que et sédative de nos disques métallothérapiques agira d'une façon sûre et rapide, en déterminant une révulsion capable de contrebalancer la fluxion utérine.

Quant aux malades souffrant d'aménorrhée et de dysmé-norrhée, nous les soulagerons en facilitant l'écoulement du sang menstruel et, agissant au moment des règles, nous obtiendrons d'autant mieux le dégorgement de l'organe, par l'action des courants électrolytiques.

Sous l'influence de nos appareils, l'organisme se relè-vera, la circulation deviendra plus active, constituant un appel du sang plus énergique du côté de la matrice. Quant à la leucorrhée, nous serons plus éclectiques, et, tout en plaçant au premier rang l'action tonique et réparatrice de nos disques, en raison de l'anémie, de la cachexie profonde qui accompagnent si souvent cette affection, nous conseil-lerons comme adjuvant les inhalations vivifiantes de nos Ozonateurs statiques, inhalations qui auront pour effet de reconstituer le sang artériel si profondément altéré.

Dyspnée. — Asthme. — Emphysème. Coqueluche.

DYSPNÉE D'ORIGINE CARDIAQUE. — DYSPNÉE D'ORIGINE RÉNALE

La dyspnée ou oppression est un trouble morbide caractérisé par une gêne plus ou moins grande de la respiration et symptomatique des diverses maladies du poumon, du cœur et du rein. Parmi les maladies du poumon qui la provoquent, à un degré tel de paroxysme qu'elles justifient des craintes sérieuses pour la vie du malade, il faut citer l'asthme, l'emphysème, la coqueluche. Tous les auteurs considèrent l'asthme comme une névrose ou affection du poumon, à l'encontre de l'emphysème, caractérisé par la distension de l'alvéole pulmonaire, son altération et, par suite, son inaptitude physiologique à la fonction respiratoire qui lui est dévolue; la coqueluche, au contraire, participe de l'élément nerveux et de l'élément catarrhal, compliqués d'un principe morbide et contagieux. Qui ne connaît l'accès d'asthme, avec sa gêne et son oppression respiratoire, ses accès survenant subitement et de préférence la nuit? Le nombre d'inspirations est diminué, le malade veut aspirer de l'air avec mille contorsions, et il ne le peut; sa face d'abord pâle, puis violacée, ses yeux saillants et hagards, sa respiration brève, son expiration sifflante et prolongée constituent un état alarmant qui se termine après une durée pouvant varier d'une à plusieurs heures, par une expectoration spumeuse et acrée, et le retour progressif à l'état normal.

L'emphysème, lui, n'a point ces accès subits de suffocation, la gêne respiratoire est presque toujours progressive, tout en arrivant à l'orthopnée, la poitrine bombée et sonore, l'inspiration bruyante, l'expiration prolongée; quant à la coqueluche, l'âge du patient, les quintes de toux convulsive, avec inspiration longue et sifflante, ne permettent aucune confusion; la multiplicité des accès d'asthme et de prostration des forces qui l'accompagnent, exige un traitement prompt et efficace; c'est ici que l'action de nos disques métallothérapiques produit une merveilleuse sédation. Peut-on mieux faire que d'opposer un traitement électrothérapique à une maladie de caractère essentiellement nerveux ? Les disques, par leur pouvoir calmant et régénérateur, remplissent le double but de faire disparaître le trouble fonctionnel nerveux, tout en supprimant l'élément catarrhal, par leur action tonique et décongestive sur la circulation. Quant à l'emphysème et à la coqueluche, nous conseillerons encore nos disques métallothérapiques, pour les mêmes raisons que nous venons d'énumérer. Ils calmeront la toux et l'étouffement, qui caractérisent ces maladies d'une façon si inquiétante.

Nous ne saurions passer sous silence la dyspnée ou étouffement des personnes atteintes de maladies du cœur ou d'affection des reins. Dans ces deux cas, à la suite de la gêne circulatoire occasionnée par une affection cardiaque ou par l'intoxication urémique provoquée par une maladie rénale, autrement dit mal de Bright, il se produit une dyspnée intense, pouvant aller jusqu'à la suffocation. Ces étouffements, dont la répétition et l'intensité arrivent à compromettre d'une façon irrémédiable l'existence des personnes malades et qui constituent pour elles une source continuelle de souffrances, seront souverainement combattus par une ceinture de disques métallothérapiques : sous leur influence, le malade, qui ne pouvait obtenir de repos surtout la nuit, bénéficiera enfin d'un sommeil calme et réparateur.

Névroses du cœur.

PALPITATIONS. — ANGINE DE POITRINE. — GOITRE EXOPHTALMIQUE.

Les affections organiques du cœur ne sont pas susceptibles d'être modifiées par le secours de l'électrothérapie, mais les palpitations et la suffocation qui les accompagnent généralement peuvent puissamment être améliorées sous l'influence des disques métallothérapiques et des courants électrolytiques : et c'est si vrai que nous connaissons des malades atteints d'affections organiques qui ne voyagent jamais sans emporter avec eux la machine qui doit les produire.

Pour cela, on électrise le nerf pneumogastrique, que l'on a nommé, à si juste titre, le frein du cœur, en plaçant le pôle positif de l'appareil à la nuque et le pôle négatif à la région précordiale; il suffit de cinq ou six électrisations pour amener un notable changement et un soulagement considérable. De plus, pour prévenir le retour des palpitations, quelques disques sur la région amèneront ce résultat, et, pour faire disparaître la suffocation, l'Ozonateur rendra des services particuliers et incessants.

Grippe ou influenza.

C'est une maladie épidémique qui frappe généralement l'appareil respiratoire, avec affaissement général, grande lassitude, courbaturés, crampes, douleurs de tête intolérables, frissons. Dans les cas graves, il peut survenir de la congestion pulmonaire, avec fièvre, quelquefois délire et syncope grave du côté du cœur. Une première atteinte en appelle une nouvelle. Tous les organes peuvent être frappés successivement, d'où le nom de grippe cérébrale, abdominale, pectorale, selon leur prédominance.

Le traitement se fait par les disques métallothérapiques sur la colonne vertébrale et sur la poitrine, et par la révulsion statique, dont nous affirmons hautement les excellents résultats, supérieurs à ceux de la pharmacopée usitée en pareil cas.

Coryza chronique. — Ozène ou punaisie.

A l'inverse du coryza aigu, le coryza chronique ne présente ni éternuement, ni fièvre, mais, en revanche, une sécrétion nasale constante et une grande gêne respiratoire. La muqueuse du nez est tuméfiée. Le malade exhale souvent une odeur fétide et repoussante. On dit alors qu'il y a *ozène* ou *punaisie*. La syphilis et la scrofule en sont la cause habituelle. Les os propres du nez peuvent se carier et se nécroser en formant des abcès et des trajets fistuleux; les malheureux qui en sont atteints se voient condamnés à une pénible existence, tous les traitements ordinaires étant généralement inutiles.

Au contraire, les inhalations ozonées sont un remède souverain et nous ont permis de rendre à la vie commune des malheureux qui se laissaient entraîner à un profond découragement.

Bronchite chronique.

La bronchite chronique succède à une bronchite aiguë ou est chronique d'emblée. Elle se manifeste par des quintes de toux longues et fréquentes, principalement le matin au saut du lit, et le soir en se couchant. L'expectoration est abondante, les crachats jaunes, verdâtres. La poitrine est pleine de râles ronflants, sibilants et muqueux. La marche de la maladie est variable; la rémission, fréquente dans la belle saison, se transforme en rechute quand les froids reparaissent; la maladie peut traîner des mois ou des années, s'il ne survient des complications graves du côté des poumons, chose toujours à craindre.

C'est ici le triomphe du pharmacien. Un dictionnaire ne suffirait pas à donner la liste de toutes les potions pectorales employées depuis Hippocrate.

Leur multiplicité est la meilleure preuve de leur inefficacité. Dans ces dernières années, c'est la créosote qui a tenu la corde. Son action s'exerce surtout sur l'estomac du malade, au point qu'après dix jours de ce traitement, il lui est impossible de digérer quoi que ce soit, et par conséquent de se nourrir. Les eaux minérales, conseillées aux malades riches, n'ont jamais guéri personne; tout le monde est d'accord là-dessus, mais le snobisme s'accommode très bien des petits déplacements dont elles sont la raison.

Le traitement que nous avons institué se fait par les disques métallothérapiques qui décongestionnent les bronches, et les inhalations ozonées qui tarissent les sécrétions bronchiques, en calmant la toux.

Grâce à nos méthodes aussi bienfaisantes qu'inoffensives, nous avons pu constater non pas uniquement des améliorations passagères que la belle saison seule procure aux malades, mais de véritables cures, durables et définitives.

De la phtisie

ET DE SA GUÉRISON PAR L'OZONATEUR ÉLECTROSTATIQUE

La phtisie, surtout dans les grandes villes, est devenue, depuis la seconde moitié du siècle dernier, l'infatigable pourvoyeuse de la mort. On estime, en effet, que la tuberculose tue au moins *un cinquième de la population*. C'est dire qu'actuellement, les grandes agglomérations humaines sont des foyers d'infection perpétuels, et que celui qui ne présente pas toutes les conditions de vitalité indispensables est, à chaque instant, à la merci d'un empoisonnement bacillaire possible; tout ce qui diminue la puissance vitale d'un individu, tout ce qui l'anémie, au lieu de causer simplement un dérangement passager, un affaiblissement de quelques jours, ou même de quelques semaines, peut, étant donné le milieu profondément malsain où nous vivons, devenir l'origine de l'éclosion d'un germe infectieux dans les poumons.

Dans des appartements trop étroits, dans l'atmosphère souillée de l'atelier, de l'usine, du café ou du cercle, l'homme moderne n'a jamais la provision d'oxygène, surtout d'oxygène électrisé, indispensable au bon fonctionnement de son appareil respiratoire, d'où dépend, avant tout, le parfait équilibre de la santé. Dès lors, il s'anémie, et les bacilles de la tuberculose, qui le guettent de toutes parts, s'installent sournoisement dans ses poumons affaiblis, et quand un beau jour il va consulter son médecin *pour un rhume qui ne veut pas se passer*, il est tout étonné d'apprendre que le traitement sera long, qu'il lui faudra prendre beaucoup de précautions et beaucoup de remèdes... etc... en un mot qu'il *est bien malade*.

La contamination a déjà accompli son œuvre. Ce rhume, *qui ne veut pas se passer*, hélas ! c'est déjà de la tuberculose et de la tuberculose confirmée.

Voici quelle est la marche ordinaire de cette terrible affection. Nous parlerons ensuite de son traitement, qui constitue la plus belle et la plus heureuse des applications de l'électricité à la médecine.

La phtisie pulmonaire a rarement un début éclatant. Elle s'insinue plutôt lentement et insidieusement, n'accomplissant que peu à peu son œuvre de destruction, et pour ainsi dire à la dérobée, sans éveiller l'attention du malade ou de son entourage. Pas de symptômes initiaux imposants. C'est tout au plus une petite toux matinale qui agace, mais qui n'inquiète pas celui qui en est atteint. Néanmoins, on observe souvent, chez le sujet marqué pour la tuberculose, des bronchites fréquentes qui s'éternisent, des points pleurétiques, même des pleurésies à répétition.

Ici, pour l'œil exercé du médecin, le doute n'est plus possible. Quand les annexes et les enveloppes de l'appareil respiratoire ont une telle susceptibilité, c'est que les poumons eux-mêmes sont bien près de tomber dans cette forme épouvantable de déchéance vitale qui s'appelle la phtisie. A la suite, ou dans le cours d'une bronchite, on remarque que le malade a des crachats légèrement striés de sang. Il peut avoir même une véritable hémorragie ou *hémoptisie*. A ce moment-là, l'illusion n'est pas permise. Le mal est installé, et il va poursuivre désormais sa marche envahissante. L'organisme tout entier subit une atteinte profonde qui se fait jour jusque dans l'habitus extérieur du malade. Les joues et les tempes commencent à se creuser, le système pileux prend un développement exagéré, l'extrémité des doigts et des ongles se développe et s'incurve. Pendant la nuit, la toux devient plus fréquente, les sueurs profuses apparaissent, apportant une cause nouvelle de débilitation et d'affaiblissement au pauvre malade. L'appétit s'en va, et l'estomac se refuse même à garder et à digérer le peu de nourriture absorbé à grand'peine. Ces vomissements alimentaires survenant au milieu de quintes de toux sont une cause de dénutrition de tous les instants. Les névralgies intercostales, la diarrhée, l'enflure des extrémités et un amaigrissement rapide complètent le tableau. La fièvre est pour ainsi dire continue avec exacerbation vespérale. Cependant, au milieu de ce cortège de maux sans nombre, le tuberculeux n'en conserve pas moins, en général, une admirable sérénité. Il se croit atteint simplement d'une légère bronchite qui s'en ira, pense-t-il, aux premiers beaux jours. Hélas! les beaux jours arrivent et la bronchite est toujours là.

L'expectoration n'a pas de répit. Les cavernes se vident de leur liquide puriforme, et à ce moment surviennent de nouvelles hémoptysies, qui emportent ordinairement le malade.

De tous les traitements employés dans la tuberculose, pas un n'a donné de résultat favorable ou seulement satisfaisant. Tous les remèdes, tous les médicaments, toutes les potions, tous les élixirs ont été essayés et abandonnés tour à tour. Ceux qui, dans ces dernières années, ont eu le plus de vogue, sont déjà tombés dans un juste oubli. Il n'est pas nécessaire, n'est-ce pas, d'insister sur le néant effrayant de la médecine officielle, qui n'a causé que de cruels mécomptes et d'amères déceptions à ceux qui ont eu confiance en ses trompeuses promesses?

L'électrothérapie, qui avait déjà rendu tant de services

dans le traitement de la plupart des affections chroniques, devait, cette fois encore, être d'un nouveau et précieux secours à la foule immense des poitrinaires. Voilà plus de six ans que nous avons commencé à instituer les premiers traitements de la phtisie par l'Ozonateur statique, et les résultats obtenus sont tels qu'ils tiennent, autant dire, du prodige, du miracle. « Il n'y a qu'un mot à dire, s'écriait un de nos collègues, à qui nous faisions voir un ancien tuberculeux chez lequel il ne trouvait plus trace de la maladie : C'est merveilleux ! »

Et, en effet, nous avons assisté, dans une multitude de cas, à de véritables résurrections. Nous ne parlons pas de la première et de la seconde période de la tuberculose, qui sont aujourd'hui curables sans restriction aucune par notre traitement. Mais, à cette heure, même à un tuberculeux qui paraît irrémédiablement perdu, on ne doit pas refuser le bénéfice d'une médication qui compte, à son actif, tant de succès inespérés.

L'Ozonateur est un appareil générateur d'ozone chimiquement pur, mélangé à l'air dans les mêmes proportions où il s'y trouve combiné sur les bords de la mer, sur les hauts plateaux des montagnes, par les temps d'orage principalement, car c'est alors que l'ozone se développe en quantité suffisante pour avoir une action réellement curative. L'ozone n'est autre chose que du gaz oxygène électrisé qui dégage une forte odeur de soufre. C'est précisément cette odeur que l'on sent les jours d'orage, surtout quand la foudre tombe en un lieu rapproché. Il se forme alors par l'action de l'électricité atmosphérique sur l'oxygène de l'air.

L'action de l'ozone sur les poumons et sur les bronches est absolument remarquable. Quinze jours de traitement au plus suffisent pour amener chez le malade une amélioration, une transformation frappante. C'est la toux qui cesse, l'expectoration qui diminue chaque jour davantage, l'appétit qui renaît, la fièvre qui tombe. Enfin, c'est un sentiment de résurrection de l'être tout entier, qui prend conscience du travail de réparation qui se fait en lui.

L'Ozonateur électrostatique constitue aujourd'hui, de l'avis de tous, la médication la plus énergique contre toutes les manifestations de la phtisie. C'est, en même temps que le plus invariablement sûr dans ses effets, le plus simple de tous les appareils de l'électricité médicale. Pour qu'il dégage l'ozone nécessaire, il suffit de le mettre en action, en faisant tourner, à la main, une petite roue, manipulation qui ne demande aucune espèce d'effort et que le malade le plus débilité peut faire aisément lui-même, sans le secours de qui que ce soit. Sous l'influence de cette rotation, l'appareil élabore lui-même l'ozone qu'il répand, par larges effluves, dans l'atmosphère ambiante, qu'il sature et qu'il purifie. Le malade n'a qu'à approcher ses narines de la tranche des plateaux et à aspirer largement, par profondes inspirations, l'oxygène ozoné qu'il produit en abondance. Cet oxygène ozoné — cet ozone, en un mot — est le plus puissant des agents astringents microbicides connus. Il frappe de mort le bacille et il tarit les sécrétions anormales et pathologiques de l'appareil respiratoire, quels que soient leur siège et leur cause. De plus, il imprime à l'ensemble de l'organisme une tonicité nouvelle, de telle façon que les organes les plus sérieusement atteints dans leurs fonctions se reprennent à retrouver leur activité passée, naturellement et physiologiquement, pour ainsi dire, comme si une force vitale supérieure les animait à nouveau. L'Ozonateur est, sans conteste, le triomphe de l'électricité médicale. Son usage s'est tellement généralisé dans ces derniers temps, que nous avons peine à suffire aux commandes qui nous sont faites de toutes les parties du monde. Aussi bien un mois de traitement par l'Ozonateur électrostatique suffit-il à enrayer la marche des phtisies les plus rapides. Quelques semaines en plus parachèvent la guérison, qui est toujours radicale et définitive, quelles que soient et l'ancienneté et la gravité de l'affection.

MALADIES DE L'ESTOMAC

De la gastralgie

La gastralgie est l'exaltation de la sensibilité de l'estomac qui accompagne la dyspepsie ; dans ce cas, elle est symptomatique de la lésion primordiale de cet organe.

Mais, à côté, il y a les névralgies essentielles de l'estomac, celles dont nous venons parler ici, et qui n'en constituent pas moins un groupe intéressant.

Cette forme est surtout amenée par les écarts de régime, alimentation excitante, abus d'alcool, de café, travaux excessifs.

Elle se traduit par une douleur par accès, ordinairement spontanée, débutant brusquement ou précédée de nausées et d'éructations, très vive, déchirante, avec sensation de brûlure et d'angoisse. Siégeant à l'appendice xyphoïde, c'est-à-dire au point intermédiaire et médian de la poitrine et de l'estomac, elle s'irradie à l'abdomen, aux hypocondres, dans le dos, au cordon spermatique ; exaspérée par la pression, elle est, chose curieuse et caractéristique, généralement calmée par l'ingestion des aliments. Au moment de l'accès, la face est pâle, anxieuse; des défaillances et des syncopes sont fréquentes dans les cas graves. Contre cette douleur plus ou moins vive dans laquelle on ne saurait découvrir de lésion matérielle, l'électrothérapie possède des ressources héroïques.

Je dois même reconnaître que nous avons à notre disposition la faculté de nous servir soit des disques métallothérapiques, soit des courants électrolytiques.

Pendant le sommeil, nous laisserons à demeure quatre ou cinq disques selon l'intensité de la douleur : dans la journée, nous soumettrons le malade à l'action des courants : le pôle positif placé au niveau des dernières vertèbres cervicales, le pôle négatif au niveau du creux épigastrique. On emploiera un courant de 8 à 12 éléments et on fera les applications tous les jours pendant 6 à 8 minutes, jusqu'à ce que les accès douloureux aient complètement cessé. Sous l'influence de cette double médication, il nous a toujours été donné de voir disparaître cette affection redoutable, dont la continuité a parfois conduit au suicide de malheureux désespérés.

Dyspepsie.

Il n'est certainement pas de maladies aussi répandues, ce qui s'explique par ce fait que rarement un organe ne devient malade sans que l'estomac n'en ait sa part; la dyspepsie est donc un symptôme commun à un grand nombre de maladies; aussi n'insistons-nous pas sur les causes nombreuses qui les amènent, tant locales que générales, par lésions d'appareils éloignés, comme le foie, le cœur, l'appareil génito-urinaire, le poumon (tuberculose pulmonaire). On connaît les signes habituels de la dyspepsie chronique avec ses éructations acides ou non, ses vomituritions, la constipation habituelle, les coliques, la lourdeur de tête, les palpitations, l'amaigrissement, enfin des douleurs plus ou moins vives au creux de l'estomac avec irradiation du côté de l'abdomen. Tout ceci après plus ou moins de temps menant à la dilatation de l'estomac, à l'ulcère, et même au cancer. Les symptômes ici sont trop nets pour que nous ayons besoin d'y insister. Quelle que soit l'intensité du mal, il faut être bien convaincu que nos méthodes en viennent toujours à bout, et que les insuccès nous sont inconnus. Aucun organe peut-être ne réagit aussi bien que l'estomac sous l'influence de l'électro et de la métallothérapie. Le traitement général consistera à porter la nuit un certain nombre de disques et à faire, suivant les cas, tous les jours, une ou deux applications, avec un Appareil Gastrolytique, pour rendre à l'organe dilaté sa contractilité, ainsi qu'aux glandes leur pouvoir sécréteur.

De la constipation.

La constipation est le symptôme d'un grand nombre de maladies propres à l'abdomen ou étrangères à cette cavité. Bien qu'elle puisse reconnaître parfois l'irritation, la fièvre, les lésions cérébrales, pour cause productrice, elle est le plus souvent liée à la dyspepsie intestinale, et plus souvent encore à l'inertie motrice ou sécrétoire de l'intestin.

Tout le monde connaît, pour les avoir éprouvés au moins

une fois, les inconvénients, les ennuis de la constipation; le ballonnement, les coliques douloureuses qui les accompagnent, ainsi que la défécation pénible qui les termine; à moins toutefois qu'elles ne prennent fin par une débâcle ou diarrhée abondante.

Lorsqu'elle se traduit par la forme chronique, on peut dire qu'elle empoisonne l'existence des personnes qui en sont atteintes.

Il est bien rare qu'elle arrive au point de compromettre l'existence des malades, à moins que ce ne soit par le mécanisme de l'obstruction ou occlusion intestinale. Nous ne formulerons point ici le traitement de la constipation symptomatique des maladies aiguës, justiciable presque toujours d'un purgatif salin ou drastique, mais bien de la forme atonique qui survient dans le cours d'une bonne santé apparente, sans cause appréciable. Pour cette forme de constipation, l'électrothérapie fera merveille. Avec les disques métallothérapiques, au nombre de cinq, disposés sur la paroi abdominale, le calme et la sédation succéderont aux douleurs; de plus, afin de relever la tonicité défaillante de l'intestin et son défaut de sécrétion, l'action des courants entérolytiques pendant dix à douze minutes, le pôle positif sur la partie latérale du tronc, le pôle négatif promené à la partie antérieure et inférieure de l'abdomen, amèneront, au bout de quelques séances, une cure définitive.

Si nous préconisons, de préférence à tout autre, le traitement électrothérapique, c'est que, au début de notre carrière, nous avons traité la constipation, sur la foi de la médecine officielle, par les purgatifs en usage.

Hélas! que d'insuccès jusqu'au jour où, trouvant notre chemin de Damas, nous avons introduit dans notre pratique médicale le traitement par l'électricité.

De la diarrhée.

Qu'elle se lie à une simple irritation sécrétoire, qu'elle tienne à une perturbation du système nerveux cérébrospinal ou à un épuisement du grand sympathique, la diarrhée de l'intestin est la source d'indications propres qu'on ne saurait négliger.

Prémonitoire de certaines affections, dont le contre-coup se fait sentir du côté de l'intestin, la diarrhée, septique ou non, peut avoir son existence propre, perronnelle, et alors ne relève ou que de l'atonie intestinale, ou bien de l'irritation sécrétoire de ce même organe.

Il est inutile d'insister sur les symptômes de cette affection que tout le monde connaît, qui, généralement bénigne, peut toutefois, par sa répétition trop fréquente, son abondance, compromettre l'existence des personnes atteintes, avec phénomènes algides, c'est-à-dire avec sueurs froides, frissons, vomissements, crampes, coma et mort.

Comme nous l'avons déjà dit plus haut, qu'elle puise sa source dans l'excitation ou l'épuisement nerveux, le traitement électrothérapique ne peut être le même. Contre le premier cas, il faudra utiliser des applications sédatives, c'est-à-dire les courants électrolytiques ; contre le second, les applications excitantes, c'est-à-dire les courants névrogéniques. Et c'est surtout dans les cas de diarrhée chronique, où les traitements pharmaceutiques ont généralement échoué, et que le malheureux malade, arrivé à une émaciation absolue, se sent absolument perdu, que les courants précités nous ont fourni des cures inespérées.

Congestion des reins. — Coliques néphrétiques.

Quel est le médecin ayant une clientèle de malades tant soit peu étendue qui ne s'est vu interroger par des personnes en apparence bien portantes, mais éprouvant du côté des reins une sensation de gêne, de pesanteur, qui, sans aller jusqu'à leur causer des douleurs bien vives, n'en inquiètent pas moins par leur ténacité le malade qui en est atteint? « Depuis longtemps, nous dit-on, j'éprouve à mon réveil de la lassitude, de la fatigue musculaire, presque de la souffrance, dans la région des reins; je suis abattu, languissant, courbaturé; j'ai de la peine à me mettre sur les jambes, mais, une fois l'impulsion initiale donnée, je vais et vaque à mes affaires; ces malaises disparaissent pour revenir le lendemain, surtout après quelques fatigues ou quelque excès, avec une régularité désespérante. » Ce que le malade éprouve sans pouvoir en découvrir la véritable origine, c'est de la congestion rénale, le plus souvent déterminée par une prédisposition morbide de l'organe. Fils de goutteux, de rhumatisant, il a dans le sang de l'acide urique en excès, surtout s'il se livre à une alimentation trop riche en substances azotées.

Son urine épaisse dépose dans le vase un sédiment rougeâtre et lui occasionne des douleurs très vives au moment de la miction. Il est à la première période de ce qu'en langage médical on appelle une néphrite congestive du rein; mais qu'il ne s'effraie point, à cette période, le mal est curable, le pronostic est bénin, et, pourvu qu'il veuille se soigner, sa guérison sera prompte et durable. A cet effet, nous lui conseillerons le traitement mixte : nos disques métallothérapiques et le lait. Les disques, par leur action sédative et tonique, calmeront les douleurs, faciliteront la circulation et hâteront ainsi la décongestion de l'organe ; le lait, parce que le rein, étant le filtre du sang humain, aura pour effet, par son pouvoir dialytique, de nettoyer ce filtre, en lui évitant toute cause irritante, produite par une alimentation trop azotée.

Nous ne saurions quitter la pathologie du rein sans parler de la colique néphrétique, déterminée par la présence de calculs dans le trajet des voies urinaires. Ces coliques qui, survenant brusquement, se manifestent par des douleurs très vives, parfois atroces, constituent pour ceux qui en sont atteints une préoccupation constante de leur existence, en raison des souffrances qu'ils endurent ; sans fièvre, à moins de complications, la colique néphrétique est accompagnée de vomissements, de constipation, d'irradiation douloureuse dans tous les sens, de ténesme vésical et rectal. L'écoulement de l'urine diminué ou supprimé est pénible à chaque émission. Et cependant, en présence d'une situation si fâcheuse pour le patient, quels remèdes la thérapeutique officielle lui a-t-elle procurés ?... Des frictions, des cataplasmes, des injections sous-cutanées, toutes panacées dont l'impuissance a été toujours constatée ; quant à nous, qui, dans le domaine de la thérapeutique, ne perdons jamais de vue le soulagement immédiat à procurer, nous avons obtenu avec nos disques métallothérapiques d'excellents résultats, non pas que nous ayons l'intention de dissoudre le calcul rénal d'une façon instantanée, mais parce que, par action réflexe sur les nerfs vaso-moteurs des reins, nous produisons une action tonique en même temps que calmante, qui amène la disparition de la douleur. Le sang afflue en plus grande abondance, la fonction rénale se rétablit, et en même temps qu'on évite les accidents urémiques, la sécrétion urinaire chassera devant elle le calcul.

Congestion du foie.

Il ne saurait être question ici que des maladies du foie qui sont justiciables de l'électrothérapie. Parmi elles, au premier rang, figure la congestion hépatique, premier degré de la cirrhose.

La congestion du foie peut être attribuée à un afflux de sang localisé dans cet organe ; elle peut être active ou passive ; dans ce dernier cas, elle peut être attribuée à un ralentissement dans l'écoulement du sang veineux ; la congestion active est provoquée par un trouble dans l'impulsion du cœur, l'abus des spiritueux, une nourriture trop substantielle, certaines perturbations nerveuses ; quant à la congestion passive, due à des troubles de la circulation du sang dans le réseau veineux supérieur, elle est moins justifiable de l'électrothérapie ; cette affection est caractérisée par de la gêne, une pesanteur ou douleur sourde dans le côté droit (hypocondre droit) augmentant à la pression, par l'augmentation du volume du foie, appréciable à la percussion, à la palpation : on peut dire alors qu'on le *sent sous la main*, débordant les fausses côtes ; la teinte jaune, dite ictérique, la fièvre, les troubles gastro-intestinaux complètent la description de ce processus morbide qui peut être arrêté au début de son évolution : aussi l'application de nos disques métallothérapiques, dont l'action sédative et décongestive rétablit l'ordre naturel dans l'organe malade, nous a-t-elle toujours donné des résultats supérieurs aux autres méthodes de traitement. Mais si l'affection est ancienne, surtout occasionnée par l'abus de l'alcool, il faudra joindre aux applications par les disques une révulsion plus énergique sur la région du foie au moyen de nos appareils électrolytiques. De plus, par suite de l'ancienneté de l'affection, l'organisme se trouvant fatalement anémié, les inhalations réparatrices d'ozone en restituant au sang les éléments constitutifs que la maladie lui a faire perdre, rendront le pronostic plus favorable, en assurant la guérison dans un avenir étonnamment rapide.

Colique hépatique.

Elle est déterminée par la présence dans les canaux biliaires de calculs, et se voit chez les rhumatisants et les goutteux, dont le sang renferme des acides en excès qui décomposent la bile, et en précipitent la cholestérine ainsi que les pigments, sous la forme de calculs. Il ne faudrait pas croire que la douleur accompagnant la progression vers l'intestin du corps étranger soit toujours en rapport avec son volume. Il est aisé, en effet, de comprendre qu'un petit calcul anguleux engagé dans un canal peu large, qu'il irrite, et qui se resserre davantage par cela même sur lui, occasionnera plus de douleur qu'un autre peut-être beaucoup plus volumineux, mais plus lisse, et maintenu dans un canal où il y a davantage de place. La colique hépatique est vraiment atroce, elle éclate inopinément le plus souvent deux heures avant le repas, au moment où la bile afflue du foie à l'intestin ; c'est un véritable déchirement au niveau de l'estomac et du foie, avec des irradiations abdominales surtout, s'accompagnant de vomissements bilieux, abondants, et ne cessant que lorsque le corps étranger a pénétré dans l'intestin. Telle est la forme ordinaire ; mais il faut se souvenir que, bien souvent, il existe des formes atténuées de la maladie qui, au lieu de s'accompagner d'accès aussi violents, ne présentent que des crampes d'estomac, de la dyspepsie, une teinte subictérique et une légère douleur au niveau du foie, qui reste toujours gros et congestionné. Parfois les calculs ne peuvent être expulsés ; ils s'arrêtent alors dans les voies biliaires qu'ils obstruent complètement en déterminant des accidents terribles du côté du foie ; aussi le pronostic doit-il toujours être réservé. Il faut soigner la lithiase biliaire en dehors aussi bien qu'au moment des accès.

Une ceinture de disque portée la nuit diminuera la congestion hépatique, régularisera le cours de la bile et aidera doucement et sans secousse à la progression des corps étrangers du côté de l'intestin. Les accès seront absolument et rapidement calmés par les courants électrolytiques, que des appareils spéciaux permettent d'appliquer avec une intensité si légère qu'ils sont à peine sentis par le malade. Au bout de peu de temps, le spasme des canaux biliaires cesse, le corps étranger n'est plus emprisonné par eux, la douleur si horrible disparaît sans retour.

Goutte et rhumatisme.

La goutte et le rhumatisme sont des expressions morbides de la diathèse arthritique ; aussi les a-t-on nommées des cousines germaines, car elles présentent toutes deux la même caractéristique, la douleur articulaire, et, dans le sang, de l'acide urique en excès.

La goutte, dont le médecin anglais Sydenham nous a le premier donné la complète et magistrale description, s'attaque dès le début aux articulations.

C'est l'articulation métatarso-phalangienne du gros orteil qui est la plus souvent atteinte ; la douleur se montre la nuit, avec un caractère tellement atroce, que les patients ne trouvent pas d'expression assez forte pour l'exprimer. Les causes de la goutte, en dehors des prédispositions héréditaires, sont l'inaction et l'abus de l'innervation. On ne saurait nier que si une alimentation riche, un grand appétit, un goût prononcé pour les liqueurs alcooliques, des habitudes sédentaires et l'insuffisance d'exercice musculaire concourent à la manifestation de la goutte, cette pathogénie subit également l'action d'une prédominance cérébrale. De l'interprétation même des conditions pathogéniques de la goutte découlent les indications du traitement qui lui est approprié. La goutte consistant dans une anomalie d'assimilation, c'est aux fonctions digestives, cutanées et urinaires, au maintien ou à la restauration de leur intégrité, qu'il convient de s'attacher.

L'hygiène nous fournira donc, dans une certaine mesure, les moyens d'activer les phénomènes d'assimilation qui s'accomplissent dans le sein de nos tissus, et d'en corriger les anomalies.

L'électrothérapie interviendra avec ses applications pratiques, pour favoriser l'assimilation des principes nécessaires à l'entretien de l'organisme. Elle exercera de plus son influence sur l'innervation, dont les troubles jouent dans le développement de la goutte un rôle très considérable.

Dans la goutte aiguë ou chronique, les symptômes douloureux des articulations possèdent un rôle prépondérant ; on empêchera les symptômes inflammatoires de s'aggraver par l'application de nos disques métallothérapiques, et l'on verra disparaître rapidement, comme si on les enlevait avec la main, la douleur et l'engorgement articulaire.

D'un autre côté, notre Appareil Ozonateur, par son pouvoir tonique et comburant, fera disparaître du sang l'excès d'acide urique qui s'y trouve accumulé et dont la disparition coïncidera avec le retour à la vie normale physiologique.

Et, à ce propos, nous voulons insister auprès des malades sur la supériorité de nos méthodes aussi efficaces qu'inoffensives, car ils ne sont pas sans avoir entendu citer des cas de goutte remontée ou déplacée, ayant eu pour effet la mort de ceux qu'une pharmacopée trop active avait séduits.

Le rhumatisme, lui, s'attaque généralement aux grandes articulations. A l'inverse de la goutte, qui est une maladie de l'âge mûr, le rhumatisme est une maladie de la jeunesse. De quinze à trente ans est l'époque la plus fréquente. Héréditaire comme la goutte, elle est aussi caractérisée par la présence de l'acide urique dans le sang. Nous n'apprendrions rien à personne en faisant la description du rhumatisme articulaire. Chacun en a vu ou connu autour de soi. Mais ce que l'on peut ignorer, c'est combien est puissante sur cette affection l'action de l'électrothérapie; combien dans une crise, soit aiguë, soit chronique de rhumatisme articulaire, remarquable est la sédation, bien supérieure à celle que procurent tous les salicyte, antipyrine, pour ne citer que les remèdes les plus usités; en attendant que de nouveau-nés interviennent, sédation procurée par nos disques métallothérapiques, appliqués sur les articulations engorgées et douloureuses, permettant au malade de prendre un sommeil réparateur, tout en décongestionnant et tout en calmant sa douleur articulaire.

Le traitement que nous venons de formuler pour la goutte et le rhumatisme articulaire aigu s'applique d'une façon absolue à toute forme chronique de ces mêmes maladies. Le rhumatisme musculaire, qui est, lui aussi, une forme de la diathèse arthritique, est au même titre que la goutte et le rhumatisme, justiciable des mêmes méthodes de traitement, avec un égal succès.

De la congestion cérébrale.
Hémorragies.—Contractures.—Paralysie

LEUR TRAITEMENT

L'électrothérapie ne saurait lutter en aucune façon contre une lésion matérielle définitive du tissu nerveux. Pas plus qu'aucune médication, elle ne saurait avoir la prétention de reconstituer les éléments détruits. Aussi n'est-ce pas sur ce terrain que nous nous plaçons, quand nous avons en vue le traitement de la congestion, de l'hémorragie cérébrale, et de ses conséquences si souvent funestes.

Mais, tout en restant impuissante contre l'essence même d'une affection organique, l'électrothérapie peut agir de façon à atténuer ou à modifier les conséquences de cette affection, en ralentir la marche envahissante, et l'on voit ainsi de quelle utilité pratique incontestable elle est pour le malade; nous n'ignorons pas, dans l'espèce, combien elle est délicate, mais les résultats que nous avons obtenus sont tellement satisfaisants qu'ils légitiment son intervention.

La congestion cérébrale, qui est généralement provoquée par des causes multiples, tels que l'insolation, les fatigues physiques et intellectuelles, les fièvres intermittentes, l'alcoolisme, les brûlures et toute cause gênant la circulation, provenant soit du cœur ou du poumon, la congestion céré-brale est caractérisée par de la douleur, de la pesanteur dans le cerveau : les carotides battent, la face est rouge, avec accompagnement de bourdonnements d'oreilles et de vertiges, le malade vomit, le pouls est plein et dur, il y a de plus de la constipation.

Cet état, qui va du simple trouble passager à la perte de connaissance avec paralysie, caractérise les différents degrés de cette affection.

Dans l'hémorragie cérébrale, il y a persistance de tous ces accidents, et on le comprend d'autant mieux que le sang, par suite d'une rupture vasculaire, s'étant épanché dans le cerveau, avec ou sans destruction de substance, le retour à l'état normal ne saurait se produire que par la résorption de l'épanchement, à condition toutefois que la substance n'ait pas été détruite.

Dans ce cas, les phénomènes de paralysie et de contracture persistent. Il faut cependant faire une réserve en faveur de notre traitement, qui, sagement combiné avec l'hygiène, amène des résurrections inespérées.

Malheureusement les malades ne connaissent pas toujours la gravité de leur état ou se font illusion, et ne consentent à être traités que lorsque l'altération est très avancée et que les chances de guérison sont très diminuées. Et maintenant, avant de formuler le traitement rationnel de la congestion et de l'hémorragie, qui n'est autre chose que la congestion à un degré plus avancé de la paralysie et de la contracture, peut-on, en traitant énergiquement le malade à son début, entraver l'évolution du mal ?

Nous répondrons affirmativement, et nous donnerons un salutaire avertissement à tous ceux qui se plaignent de douleurs dans diverses parties de la tête, de bourdonnements d'oreilles, de vertiges, de troubles de la vue.

L'application de nos disques métallothérapiques sur la tête, au nombre de deux ou trois, suffira à faire disparaître tous ces symptômes inquiétants. La douleur s'amendera ; la congestion vasculaire, sous l'influence tonique et décongestive de nos disques, reviendra à son état normal.

Mais si, l'hémorragie s'étant produite, nous étions en présence de paralysies et de contractures, conséquences inévitables de cet accident, nous les combattrons par l'action des courants névrogéniques, bien gradués sous nos yeux.

On facilitera en même temps la résorption du caillot, en faisant passer un courant très faible de six à huit éléments que l'on n'augmentera que progressivement, le pôle positif sur le front, le pôle négatif sur la nuque, et de même les membres seront électrisés.

Et si, la lésion se trouvant tellement grave et tardivement soignée, on ne pouvait espérer rendre le mouvement, les muscles étant contracturés, on pourra toujours atténuer la contracture et calmer les douleurs si pénibles qui les accompagnent, par l'application des disques.

Maladies chroniques de la moelle.

ATAXIE LOCOMOTRICE PROGRESSIVE

On peut dire, sans crainte d'être taxé d'exagération, que devant les méthodes de traitement généralement employées, maladies chroniques de la moelle et incurabilité sont deux idées pour ainsi dire inséparables. S'il est vrai que, grâce à la connaissance plus complète que l'on possède à présent des signes du mal ainsi que de son étiologie, il soit possible de le reconnaître à un stade plus précoce, il n'en est pas moins certain que la thérapeutique officielle des maladies de la moelle est encombrée d'une foule de méthodes, dont aucune n'est encore arrivée à donner même un semblant de résultat : jamais, malgré tous ses efforts et ses recherches sans nombre, cette même thérapeutique n'a réussi à produire la régénération anatomique des cellules, ganglionnaires, atteintes ou dissociées, régénération que l'on peut toutefois constater par les seuls efforts de la nature chez certains animaux. Jamais, en aucun cas, les ventouses sèches, les onctions de toutes sortes, mercurielles ou iodiques, le fer rouge, les pâtes caustiques, les moxas, les cautères ni les sétons, pour ne parler que des traitement locaux, n'ont rien donné; bien plus, ils sont, dans tous les cas, nuisibles, en produisant chez les myélitiques, déjà très sujets, de par leur mal, aux troubles trophiques de la peau, des plaies dont la guérison se fait très difficilement, et même souvent pas du tout. Quant au traitement interne, il a surtout consisté en préparations d'argent, de mercure et d'iode; mais le résultat a constamment été négatif, aussi bien par la voie stomacale qu'en injections sous-cutanées, ces dernières ayant pour effet le plus certain de produire des indurations, et, par suite, l'exagération des douleurs déjà existantes. Une seule méthode a donné jusqu'à présent des résultats certains, c'est l'électrométallothérapie, et c'est à elle exclusivement (à l'exclusion de toute autre) que nous devons non seulement les améliorations rapides, mais encore les guérisons inespérées que nous avons obtenues.

Passons en revue les principales maladies chroniques de la moelle. Par l'étude des plus fréquentes et des plus graves, ainsi que des moyens curatifs que nous offrons, il sera facile de se rendre compte des cas principaux auxquels s'appliquent nos différentes méthodes de traitement.

Il est facile, même à l'œil le moins exercé, de reconnaître dans la rue, rien qu'à le voir marcher, un ataxique arrivé à la période d'état de sa maladie: il regarde constamment à terre, lancé en avant comme tout d'une pièce, et, par une force invincible, il semble qu'il ne puisse s'arrêter; les mouvements des jambes sont automatiques; le pied, mal soulevé au-dessus du sol, accroche de sa pointe la moindre aspérité, tandis qu'à chaque pas le talon retombe lourdement et avec force sur le sol. Tout cet ensemble de symptômes

donne à la marche de l'ataxique un aspect tellement spécial
qu'il est impossible de l'oublier après l'avoir vu une seule
fois. Si on demande au malade la raison pour laquelle il
regarde constamment à terre, il répondra que, ne sentant
pas ses jambes, et ne sachant pas par conséquent où elles
sont, il est obligé d'avoir sans cesse les regards fixés sur ses
pieds, raison pour laquelle il ne peut rester debout les yeux
fermés sans tomber de suite, ni se lever hors de son lit, la
nuit, dans une chambre obscure. A ce degré déjà avancé de
la maladie, il est impossible de ne pas la reconnaître, mais
il importe, à tout prix, de faire le diagnostic dès l'apparition
des premiers symptômes, et avant que la destruction des
cellulaires médullaires ait eu le temps de se faire et d'amener
des désordres souvent irrémédiables. A cette période préa-
taxique du tabes, un des premiers symptômes est une altération de la vision ; généralement la vue devient double et il
se produit d'autres troubles oculaires contre lesquels, pendant bien longtemps souvent, on emploie tous les moyens
possibles, sans songer à l'irritation de la moelle. Généralement ces troubles cessent après avoir duré un certain temps,
et tout rentre dans l'ordre ; mais bientôt d'autres symptômes
se montrent du côté d'autres organes sous la forme d'excitation génésique véritablement remarquable : troubles de la
vessie avec incontinence partielle de l'urine et difficulté de
chasser les dernières gouttes d'urine qui tombent souvent
sur les vêtements, tandis que parfois, au contraire, ce sont de
véritables crises de spasmes douloureux, avec envies d'uriner
très fréquentes et devant être de suite satisfaites, troubles
que le professeur Guyon a si bien décrits chez les faux
urinaires ; spasmes laryngés avec suffocations dues à la
paralysie d'une des cordes vocales, amenant des crises
d'étouffements souvent mortelles ; crises gastriques d'une
violence parfois atroce, apparaissant et disparaissant brusquement comme des coliques hépatiques et néphrétiques
pour lesquelles on les prend communément, avec douleur au

creux de l'estomac sous forme de paroxysmes terribles, pouvant être accompagnées de vomissements et durer plusieurs heures, véritables crises fulgurantes comme celles qui se montrent un peu plus tard, de préférence du côté des membres inférieurs, etc. Voici pour les signes principaux auxquels il faut ajouter les suivants, qui, dans bien des cas, à eux seuls, permettent de découvrir l'ataxie naissante à cette époque de la maladie, où, comme l'a dit Vulpian, « il faut la chercher pour la trouver ». Un des signes les plus constants de cette période, c'est la difficulté qu'éprouvent les malades à descendre un escalier, à ce point qu'il est rare qu'ils n'en soient pas frappés eux-mêmes et n'aient pas constaté que, sans toutes les précautions qu'ils prennent, ils tomberaient. Un autre signe est la façon dont un ataxique croise ses jambes l'une sur l'autre ; au lieu de le faire doucement, il projette sa jambe au-dessus de l'autre d'une façon saccadée, excessive, dépassant en étendue le but à atteindre. Si on demande à un tabétique assis de se lever et de se mettre en marche aussitôt levé, il le fera à l'inverse d'un homme sain, avec hésitation et en éprouvant une certaine oscillation spéciale. Il en sera de même si, le faisant marcher, on le prie de s'arrêter tout à coup. Au commandement de halte, il s'arrêtera bien, mais avec une incorrection caractéristique, de l'incoordination, c'est-à-dire du défaut de pondération du mouvement. Il en sera de même si on lui fait faire brusquement volte-face ; au lieu de pivoter régulièrement, il accomplira ce mouvement avec un ébranlement marqué d'équilibre. Enfin, si chez le tabétique commençant, la station debout, les yeux fermés, est déjà très difficile, il lui sera tout à fait impossible, sans les rouvrir, de se tenir à cloche-pied ; on le voit aussitôt vaciller et tomber.

Tels sont les principaux signes de l'ataxie : si nous y avons si fortement insisté, c'est que, dans cette maladie malheureusement si commune, surtout chez les syphilitiques, il est, comme nous le disions, de la dernière importance de trouver

le mal dès ses premiers signes, et avant qu'il ait accompli
les ravages que l'on sait. La métallothérapie est héroïque
contre les crises tabétiques : des disques placés sur la colonne
vertébrale, siège du mal, l'estomac, la vessie et le long des
membres, font disparaître en peu de temps les douleurs
atroces, tandis que des applications faites deux fois par jour
le long de la moelle épinière, avec nos Ozonateurs statiques,
arrêtent les progrès du mal et rétablissent l'intégralité des
cellules médullaires, ainsi que des tubes nerveux qui en partent pour aller innerver et porter la sensibilité aux différents
organes. Encore une fois, avec, bien entendu, les modifica-
tions que comporte chacune des variétés de ce terrible mal,
c'est là le traitement de choix, et le seul qui ait permis jusqu'à présent de le guérir.

Atrophie musculaire progressive.

Maladie chronique de la moelle, facilement reconnaissable
à ce que, presque toujours, elle débute par les membres
supérieurs dont les muscles s'atrophient un à un et sans
ordre, devenant mous et agités de contractions fibrillaires.
Ici c'est une véritable destruction des muscles qui s'ac-
complit. L'atrophie commence par les muscles de la main
qui se rendent au pouce, muscles dont le relief disparaît. La main prend une déformation caractéristique ; elle se
met en griffe, puis l'atrophie gagne les autres muscles du
bras, puis du tronc et du cou, jusqu'à ce que la maladie
progresse, s'étendant aux muscles respirateurs et les détrui-
sant, la mort se produise par une véritable asphyxie méca-
nique. C'est généralement une maladie de l'âge adulte ; elle
reconnaît souvent pour causes de très grandes fatigues mus-

culaires. En raison de la gravité du mal, le traitement consiste en disques sur le trajet vertébral, et en applications que le malade peut se faire lui-même, matin et soir, pendant dix minutes, avec un appareil névrogénique, réglé et disposé dans ce but.

Paralysie infantile.

PARALYSIE TROPHIQUE DE L'ENFANCE

Produite par une lésion destructive des cellules motrices de la moelle, elle est surtout fréquente de six mois à deux ans, au moment de la dentition, chez les enfants prédisposés par l'hérédité à des lésions médullaires, mais peut se montrer aussi dans la seconde enfance, et même plus tard, à l'occasion d'un refroidissement.

Le début en est généralement assez bruyant, mais banal comme celui de toutes les maladies aiguës de l'enfance : les premiers jours, il y a de la fièvre et quelquefois des convulsions; le diagnostic est alors impossible, puis la paralysie apparaît rapidement, se développant en un ou deux jours, frappant rarement les quatre membres, plus souvent les deux inférieurs et pouvant même se limiter à l'un d'eux, et même à un groupe de muscles, que l'on voit bientôt s'atrophier, en même temps que les os subissent un arrêt de développement. Le traitement consiste à fixer des disques le long de la colonne vertébrale et sur les muscles atrophiés que l'on soumettra en outre très régulièrement chaque jour à l'action des courants névrogéniques. Nous avons obtenu par ce traitement des résultats surprenants dans des cas qui semblaient absolument désespérés et où on avait renoncé à toute espèce de traitement.

Paralysie agitante.

MALADIE DE PARKINSON

Affection plus commune chez l'homme que chez la femme, débutant très rarement avant quarante ans. Les causes en sont encore mal connues; le traumatisme, des émotions morales violentes peuvent la produire. Le début est d'habitude lent, mais il peut être brusque : on voit le tremblement apparaître le plus généralement dans une main, puis, après un certain temps, il gagne le pied du même côté; c'est la forme unilatérale de la maladie. Le plus souvent, le tremblement se généralise, et le malade prend à ce moment une attitude vraiment caractéristique. Il est comme figé, légèrement courbé en avant, les bras collés au tronc, et les avant-bras un peu fléchis. La figure est inerte, atone, semblable à un masque, le facies exprime une sorte d'anxiété, les mains prennent l'attitude de la main qui écrit; elles sont animées d'un tremblement à petites oscillations rythmées, régulières; parfois le pouce et l'index présentent des mouvements incessants, comme s'ils émiettaient du pain. Le malade marche à pas lents, le corps penché en avant; abandonné à lui-même, il se précipite en avant sans pouvoir s'arrêter; la tête a des mouvements communiqués par le tronc, la parole est saccadée. Le tremblement se produit au repos, mais cesse pendant le sommeil. L'attitude spéciale des individus atteints de paralysie agitante est due à une contraction de tous les muscles. Il faut appliquer des disques sur la colonne vertébrale ainsi que sur les membres affectés de tremblements, et recourir surtout au bain faradique qui agit ici d'une manière tout à fait remarquable.

Hystérie.

Véritable névrose, qui peut se produire, à l'inverse de ce que l'on croyait autrefois, aussi bien chez l'homme que chez la femme. On a pensé longtemps que cette maladie était <u>un</u> privilège exclusif réservé aux marquises et aux jolies femmes du XVIIIe siècle, et on eût souri il y a trente ans en entendant qualifier d'hystériques des ouvrières vigoureuses, possédant en apparence tous les attributs de la santé. Chez la femme, toutefois, cette maladie est plus fréquente et se développe de préférence entre quatorze et vingt ans.

Elle est favorisée surtout par l'anémie, les émotions pénibles, l'irritation, les traumatismes. On peut lui considérer deux formes, suivant qu'elle est ou non convulsive. Convulsive, c'est tantôt la petite hystérie, avec ses pleurs et ses rires sans motifs, sa douleur ovarienne remontant à l'estomac et à la gorge (boule hystérique), en donnant la sensation d'un véritable étranglement, le tout s'arrêtant là, ou étant suivi d'une attaque bruyante avec chute, comme dans l'épilepsie, vociférations, suffocations, convulsions simplement cloniques, se terminant par des sanglots, des rires, et une émission d'urine claire et abondante ; tantôt c'est la grande hystérie (hystéro-épilepsie), avec ses quatre phases se succédant sans cesse dans le même ordre : d'épilepsie, d'hystérie, d'attitudes passionnelles, enfin d'hallucinations de l'ouïe et de la vue.

Dans la seconde forme non convulsive, tous les troubles peuvent être observés ; depuis la paralysie de tout un côté du corps, avec perte absolue de la sensibilité, ou bien, au contraire, douleurs d'hyperesthésie localisées en certains points, amenant par la compression des attaques, des contractures, des accès de dyspnée avec toux aboyante, des rétentions d'urine, des troubles oculaire et cérébraux de toutes sortes, des mouvements choréiformes, des accès de léthargie, de somnambulisme et de catalepsie véritables, enfin quantité de troubles dont la simple énumération nous entraînerait trop loin.

Comme traitement, des disques, surtout au niveau des zones hystérogènes ou des endroits paralysés, et le long de la colonne vertébrale, telle est la méthode générale à laquelle viennent s'ajouter les bains statiques prolongés sans révulsion, qui sont ici d'une efficacité souveraine, ainsi que cela a été si nettement établi par Charcot.

Chorée.

On l'appelle aussi danse de Saint-Guy, à cause des mouvements involontaires, continuels et irréguliers, qu'elle occasionne. Souvent héréditaire ou provoquée par des antécédents nerveux chez les parents, elle a aussi sa cause dans un tempérament rhumatisant ou anémique.

Qui n'a rencontré parfois de ces malheureux malades à la figure grimaçante, affectés de secousses musculaires incessantes, agitant en tous sens la tête et le tronc, impossibles à réprimer ? Augmentant par l'émotion, les mouvements désordonnés cessent, au début seulement, pendant le sommeil. La chorée peut passer à l'état chronique, et amener la mort par un véritable épuisement.

Il faut, par les applications métallothérapiques si calmantes, arrêter dès le début cette véritable folie musculaire, en fixant communément la nuit six disques sur la colonne vertébrale, un sous chaque pied, un à chaque mollet, un derrière chaque cuisse, un enfin à chaque bras. Éviter tout ce qui pourrait contrarier ou irriter les malades, et avoir soin de les laisser dans un repos absolu.

Migraine.

Mal de tête revenant par accès, avec ce caractère particulier d'occuper d'habitude une moitié de la tête et d'être accompagné de vomissements. C'est une des nombreuses manifestations de la diathèse arthritique ou goutteuse. Chez certaines personnes prédisposées, la migraine revient avec une ténacité et une régularité désespérantes, à l'occasion de la plus légère fatigue intellectuelle, d'un trouble dans les fonctions digestives. La migraine à forme oculaire est parfois un des premiers symptômes de l'ataxie locomotrice ou de la paralysie générale, et, à ce titre, doit être prise alors en sérieuse considération.

Le traitement général de la migraine consistera, au moment de l'accès, dans des applications de courants électrolytiques spéciaux sur la région de la nuque et de la tête ; dans l'intervalle, disques sur la colonne vertébrale et sur le creux de l'estomac, pour régulariser les digestions et remédier à la constipation.

Épilepsie. — Haut-mal. — Mal caduc.

Maladie généralement des vingt premières années, mais le nombre des épileptiques qui le deviennent au delà de cet âge est encore considérable. Il n'y a pas bien longtemps que l'on confondait encore l'épilepsie vraie avec les attaques épileptiformes des tumeurs cérébrales (gomme syphilitique) de la paralysie générale, des intoxications par l'alcool, l'absinthe, le plomb, de l'apoplexie cérébrale, de l'hystérie, de l'hystéro-épilepsie. On peut dire de l'épilepsie que c'est une véritable décharge nerveuse, qui, à l'heure actuelle, ne doit plus être considérée comme une maladie, mais comme la conséquence de lésions et d'altérations fonctionnelles très diverses. Quoi qu'il en soit, si nous considérons l'épilepsie en elle-même, nous voyons qu'elle comprend ce que l'on a appelé le grand mal, caractérisé par des attaques convulsives, et le petit mal, indiqué seulement par des vertiges, avec absences et troubles cérébraux passagers.

Le grand mal est absolument caractéristique, et qui l'a vu une fois se produire ne peut l'oublier; il est presque toujours précédé de prodromes, tels que lourdeur de tête, irritabilité, sensations fugitives de chaleur, de froid, de douleur; puis le malade jette d'habitude un cri et tombe avec perte de connaissance. Cette chute est absolument subite; à l'inverse de ce qui se produit dans l'hystérie, elle se fait sans choix de la place où elle aura lieu, plus souvent sur la face; il y a insensibilité la plus complète, le visage est pâle, le corps dans une raideur tétanique (convulsions toniques), les dents sont serrées, le pouce fléchi dans la main, la respiration gênée. Cet état de raideur absolue dure de 20 à 30 secondes, puis arrive la phase des convulsions cloniques avec face grimaçante, langue mordue, écume sanglante à la bouche, membres secoués violemment, respiration saccadée, évacuations involontaires; pendant deux ou trois minutes la respiration reste la même; à ce moment se fait la résolution musculaire, et pendant un temps plus ou moins long, le malade reste plongé dans un coma complet, dont il se réveillera brisé, courbaturé, et sans souvenir aucun de ce qui s'est passé. Telle est la grande attaque. Quant au petit mal, il est caractérisé par des absences, des vertiges passagers, dont le malade n'a pas conscience : au milieu d'une conversation, il dira deux ou trois fois de suite un gros mot, ou se baissera sans cause pour continuer à parler sans se douter de ce qu'il a dit ou fait.

Tous les troubles amenés par l'épilepsie, se répétant souvent, peuvent mener les malades à des impulsions irrésistibles, les obligeant à commettre des homicides, des vols, des incendies. Que de malheureux condamnés n'étaient que de pauvres épileptiques irresponsables !

Contre une affection aussi grave, la médecine officielle ne sait jusqu'à présent opposer que les bromures, et à des doses telles que leur action déprimante ne tarde pas à se faire sentir, à tel point que rien qu'à l'aspect général d'un malade, il est facile à l'œil d'un médecin exercé de reconnaître le traitement bromique auquel il a été soumis. Ce sont les disques métallothérapiques qui nous ont donné les plus beaux succès, en faisant cesser l'excitabilité bulbaire produisant les accès convulsifs. On en mettra cinq le long de la colonne vertébrale en commençant à la nuque, un sur le sommet de la tête, deux en arrière sur la région des omoplates et deux autres en avant, sur les pectoraux. Dans certains cas, il faudra y joindre tous les jours ou tous les deux jours une application électrolytique, que le malade fera lui-même très facilement, suivant nos indications.

Neurasthénie.

A l'heure actuelle on ne peut pas définir la neurasthénie par sa lésion et son étiologie, comme on le ferait par exemple du charbon ou de la fièvre typhoïde, puisqu'on ne connaît ni ses origines ni son anatomie pathologique. Quoi qu'il en soit, on peut la définir : un épuisement nerveux se traduisant par de la céphalée, de l'insomnie, de la dépression cérébrale, un manque de force absolu, de la douleur rachidienne, enfin par la dyspepsie, avec atonie gastro-intestinale. Elle est le plus souvent la conséquence d'un surmenage intellectuel, de chagrins, d'inquiétudes violentes, et se produit plus facilement chez les individus porteurs d'une tare héréditaire névropathique. C'est la maladie des épuisés et des surmenés ; aussi est-elle si commune de nos jours, où la vie devient pour certains une véritable fièvre. Qu'y a-t-il d'étonnant à ce que des enfants, enfermés dans des écoles mal aérées, trop tôt, et sans cesse astreints à faire fonctionner leurs cellules cérébrales, et ceci sans repos ni trêve, soient atteints, vers l'âge d'homme, d'une véritable luxation de toutes les facultés nerveuses ? Il suffit alors de la moindre cause pour que le mal éclate ! Aussi combien sont devenus neurasthéniques après ces dernières épidémies de grippe, cet empoisonnement déjà si déprimant par lui-même !

Que le surmenage soit musculaire, intellectuel ou génital, les résultats seront les mêmes, et la neurasthénie en sera la rapide conséquence. Le neurasthénique présente un ensemble de caractères qui le font facilement reconnaître : le plus souvent, il a de vingt à cinquante ans ; il se plaint de maux de tête, éprouvant la sensation d'un casque trop lourd et trop étroit ; sa tête est comme vide ; les vertiges ne sont pas rares avec perte d'équilibre, il a un brouillard devant les yeux, sa mémoire a baissé, le travail intellectuel lui devient impossible, tout mouvement musculaire le fatigue horriblement, le sommeil est mauvais, l'estomac fonctionne mal, et l'appétit, bien que conservé, disparaît vite, remplacé par une sensation de dégoût invincible ; des douleurs vagues se montrent le long de la colonne vertébrale et des membres, de même que des battements de cœur, et parfois de l'angine de poitrine ; tout ceci mène bientôt le malheureux malade à un état de dépérissement pouvant aller aussi bien jusqu'à la cachexie. Tel est en résumé le tableau que présente un neurasthénique; on comprend que, devant des troubles aussi nets et aussi violents qu'aucun médicament n'a jamais pu guérir, un traitement énergique s'impose. Dès l'apparition des premiers signes du mal, on fera porter la nuit aux malades des disques en ceinture et sur la colonne vertébrale, on les soumettra tous les jours à un bain statique de dix minutes pour commencer, que l'on renouvellera bientôt matin et soir pendant le même laps de temps : le côté hygiène sera scrupuleusement observé.

Névralgies diverses : faciale, intercostale, sciatique, etc.

La physiologie enseigne que, quand un nerf est atteint sur une portion quelconque de son étendue, la douleur est reportée aux extrémités de ce nerf; c'est la cause pour laquelle un amputé peut très violemment souffrir d'une jambe qu'on lui a enlevée. Le cordon nerveux est atteint directement d'inflammation (névrite), tant il est comprimé simplement par une tumeur ou une inflammation de voisinage (carie dentaire). Les névralgies sont caractérisées par des douleurs continues, lancinantes ou paroxystiques, sur le trajet des nerfs ; le froid, un traumatisme en sont souvent les causes, qui peuvent encore trouver leur explication dans une maladie générale comme l'impaludisme, l'anémie, le saturnisme, la goutte et la syphilis. Passons rapidement en revue les névralgies les plus communes.

Névralgie faciale (névralgie de trijumeau, tic douloureux de la face), horriblement douloureuse, avec points d'exacerbation particuliers suivant qu'une seule ou les trois branches du nerf sont atteintes, accompagnées souvent de mouvements convulsifs de la face (tics), de zona à l'œil, au visage et de la chute des cheveux du côté malade.

Néoralgie intercostale, fréquente surtout dans la chlorose, les maladies de cœur, de l'estomac, et surtout dans la phtisie pulmonaire dont elles sont un des signes de début. Douleur en demi-ceinture avec trois points douloureux, un antérieur, ou sur les côtés de la poitrine, un autre en arrière.

Néoralgie sciatique, bilatérale quand elle est occasionnée par une tumeur abdominale (grossesse, tumeurs fibreuses) siégeant dans le bassin et comprimant le nerf à sa sortie de la moelle, ou bien quand la moelle elle-même est irritée. D'habitude rhumatismale, présentant des douleurs le long du nerf, en arrière de la jambe avec des points spéciaux plus douloureux.

La métallothérapie est héroïque, comme on le sait depuis longtemps, pour guérir toutes les névralgies. Les disques se placent sur le trajet, à l'origine et à la terminaison des nerfs malades, en nombre plus ou moins grand, suivant l'intensité du mal et ses localisations.

Diabète sucré.

Il est caractérisé par la présence constante du sucre dans les urines. On admet l'influence de l'hérédité, du rhumatisme, de l'obésité, de la goutte ; il est plus commun chez l'homme adulte, mais assez fréquent chez les petites filles. Il peut apparaître à la suite de traumatisme sur la tête. D'habitude on ne s'aperçoit du diabète que tard, et alors que le mal est déjà établi depuis longtemps ; mais il est des signes d'avant-garde, parmi lesquels il faut ranger l'impuissance, une fatigue générale, une grande faiblesse des membres inférieurs portant à éviter tout exercice, puis des abcès, des furoncles, des anthrax. Quant aux symptômes caractéristiques, ils sont au nombre de cinq : 1° la présence du sucre dans l'urine ; 2° l'excrétion d'une urine abondante de couleur pâle, laissant sur les vêtements des tâches blanchâtres, d'odeur doucereuse, de saveur sucrée, dont la quantité est de 2 à 4 litres en moyenne, mais peut aller à 10 et même 12 litres ; 3° une soif excessive, impérieuse ; 4° une faim insatiable, en rapport avec les pertes incessantes de l'organisme ; 5° un amaigrissement prononcé qui ne tarde pas à se produire, dès que les aliments ingérés ne suffisant pas à la production du sucre, celle-ci doit se faire aux dépens des tissus eux-mêmes du malade. Des symptômes spéciaux décrivent ces cinq signes spéciaux : l'estomac fatigué par la masse des aliments déglutis et irrité par la présence du sucre s'enflamme ; la dyspepsie s'établit avec des douleurs gastralgiques en même temps que l'organe se distend outre mesure ; la constipation s'établit par la sécheresse des matières fécales, bien que de temps en temps il y ait des périodes de diarrhée ; la salive est épaisse et rare, la langue rouge et fendillée ; par suite de son acidité, elle attaque les dents qui tombent bientôt ; la peau est sèche, atteinte souvent de prurit généralisé par suite d'eczéma ; la température tombe au-dessous de la normale ; la quantité d'oxygène absorbé est inférieure à ce qu'elle devrait être. Enfin arrive une dernière période où les reins, irrités par la quantité anormale de sucre qu'ils sont obligés d'éliminer, ne peuvent plus suffire à leur tâche. Alors apparaissent les accidents foudroyants du coma diabétique : une dyspepsie intense s'établit, l'haleine exhale une odeur aigrelette spéciale, et des troubles nerveux surviennent qui se terminent invariablement par la mort, sans que le malade, plongé dans un état léthargique et comateux, revienne à lui. Une autre terminaison du diabète est la phtisie pulmonaire.

Nous ne pouvons entrer ici dans la pathogénie du diabète. Quelle que soit l'explication qu'on donne de cette maladie, il est évident qu'il faut à tout prix non seulement arriver à modérer la formation du sucre dans les tissus, mais encore à brûler celui qui est formé, et dont l'excès occasionne tous les troubles. En dehors d'une hygiène alimentaire spéciale, on n'aura recours à aucun médicament, tous étant ici également dangereux. L'Ozonateur statique fournit l'ozone nécessaire à l'oxydation du sucre, en même temps favorisera les échanges nutritifs; des disques seront mis la nuit en ceinture sur la région de l'estomac et du foie. Par ce traitement on verra rapidement augmenter l'élimination de l'acide carbonique, la soif et la faim diminueront, l'urine sera rendue en quantité moindre. Enfin, en faisant régulièrement analyser l'urine, on se rendra compte des progrès rapides que donne invariablement cette bienfaisante méthode.

Anémie. — Chlorose.

Les altérations du sang, il faut bien le dire, ne sont point une maladie à proprement parler, elles ne constituent pas un processus déterminé, mais sont plutôt la conséquence de processus divers. En un mot le sang n'est jamais malade primitivement, mais il participe exclusivement aux désordres de sa nutrition, et manifeste ses effets par l'intermédiaire du système nerveux.

Les applications de l'électrothérapie au traitement de l'anémie et de la chlorose partent toutes de ce principe et y puisent leur efficacité.

L'anémie peut être due à une faiblesse de nutrition, à une perte de sang ou à une consommation exagérée de l'organisme. Il y a modification dans les éléments constitutifs du sang, au point de vue qualitatif. C'est l'élément globulaire qui subit l'altération la plus commune ; c'est lui qui, par sa diminution, entrave l'absorption de l'oxygène, qui ralentit les transformations organiques. La chlorose, qui est une affection anémique, elle aussi, présente ce caractère spécial que le globule sanguin est altéré dans sa constitution qualitative, et, comme l'anémie, elle en traduit les effets par l'intermédiaire des nerfs.

Nous n'entrerons point dans la description des altérations du sang produites par les fièvres, les cachexies, les maladies générales, pour le traitement desquelles l'efficacité de l'électrothérapie est aussi discutable que les méthodes de la médecine officielle. Mais, pour ce qui est de l'anémie et de la chlorose, nous proclamons hautement l'intervention bienfaisante de notre méthode.

Qui ne connaît, pour les croiser journellement dans les rues, ces types d'individus anémiés ou chlorotiques, et, une fois pour toutes, disons que neuf fois sur dix la femme en est la preuve vivante la plus démonstrative. C'est le plus souvent au moment de la puberté que les jeunes filles, les jeunes femmes plus tard, quand elles ont subi les fatigues du mariage et de la maternité, présentent cet aspect pâle, jaunâtre, auquel on a donné le nom de pâles couleurs. La misère physiologique, amenée par le surmenage physique et moral, les troubles menstruels y contribuent puissamment aussi de leur côté.

Cette anémie, cette chlorose conduiront la malheureuse femme à la phtisie, et ses enfants à la scrofule ou à la tuberculose héréditaire, si elles ne sont énergiquement enrayées.

Et pour les combattre, qu'a-t-on trouvé ? le quinquina, le fer, l'hydrothérapie. Est-ce suffisant ? Nous ne le pensons pas, et trop de preuves viennent appuyer notre dénégation

Comme la restitution de l'organisme est toujours le résultat qu'il faut viser, les applications toniques et excitantes sont celles qui conviendraient le mieux. Et nous mettons au premier plan l'électrothérapie qui réveillera les propriétés vitales amoindries.

Si, dans ces deux affections, la douleur n'est autre chose que la supplication des nerfs implorant un sang plus généreux, elle sera calmée par l'emploi de nos disques métallothérapiques, qui activeront, bien mieux que la douche écossaise, la tonicité du système circulatoire; d'un autre côté, les inhalations ozonées, en réveillant une vitalité chancelante, contribueront puissamment à la régénération du sang, source mystérieuse de notre activité.

MALADIES DES ARTICULATIONS

Arthrites. — Ankylose. — Déformations articulaires.

Malgré les travaux auxquels nous nous livrons chaque jour, afin d'arriver à appliquer l'Électricité à la guérison du plus grand nombre possible de maladies, notre tâche est encore loin d'être terminée. Nous sommes heureux cependant de voir chaque jour notre méthode de plus en plus appréciée, surtout par un grand nombre de médecins qui, au début, avaient été pour la plupart nos ennemis les plus acharnés; il est vrai que les résultats que nous obtenons sont, en vérité, susceptibles de convaincre les plus sceptiques et de faire revenir sur leur manière de voir nos détracteurs les plus intransigeants.

Je parlerai spécialement des succès que nous obtenons dans le traitement des maladies des articulations et qui ont montré dans toutes les circonstances que l'Électricité est réellement le seul remède pratique à opposer à ces sortes d'affections, contre lesquelles on ne saurait prendre trop de précautions et de mesures, afin de les faire disparaître au plus vite, car les accidents et les troubles qu'elles entraînent toujours à leur suite sont une source non interrompue des plus graves désagréments, quelle que soit d'ailleurs leur origine, car ils peuvent être le résultat d'un accident ou d'un traumatisme quelconque, d'un rhumatisme héréditaire ou acquis, d'une altération de la moelle, ayant eu pour effet soit de déformer, soit d'immobiliser les diverses articulations.

L'empâtement, la fluxion, l'engorgement des articulations, la coxalgie, la contraction des muscles et des nerfs, leur rétraction progressive par suite d'une immobilité trop prolongée sont autant d'affections que nous traitons avec le plus grand succès, soit avec les disques métallothérapiques, soit avec notre appareil névrogénique, soit simultanément avec les deux procédés, auxquels, dans certains cas plus graves, nous ajoutons le bain statique et la révulsion électrique.

Les douleurs rhumatismales de toute nature, la goutte sont également traitées avec le plus grand succès, même dans le cas d'accès aigus, dont on peut diminuer ainsi la violence et surtout prévenir le retour.

Nous avons maintes fois été appelés à donner nos soins à des personnes qui, étant aujourd'hui dans l'impossibilité de faire un pas, par suite d'une crise de goutte, de rhumatisme, étaient capables le lendemain de vaquer librement à leurs occupations, et même d'accomplir des travaux ou des exercices très violents, témoin un de nos amis chez qui nous devions chasser il y a quelques semaines et que nous trouvâmes la veille au soir la jambe étendue, en proie à d'atroces souffrances, et qui, le lendemain, grâce à nos soins énergiques, prenait lui-même la direction de la chasse.

En quelques heures, les disques métallothérapiques avaient vaincu le mal et l'avaient fait disparaître. Des applications régulièrement faites pendant quelques semaines l'ont mis désormais à l'abri des accidents de ce genre qui frappent toujours juste au moment où l'on aurait le plus grand besoin de disposer de ses forces et de son énergie.

Autrefois, il fallait attendre la fin de la crise, et tout ce que l'on pouvait faire, c'était d'en atténuer un tant soit peu la violence, tandis qu'aujourd'hui, avec l'Électricité, on arrive non seulement à calmer la douleur, mais encore à faire disparaître en quelques heures les accidents qui en étaient toujours l'accompagnement obligé.

Voilà pour les cas dont l'origine ne remonte pas très loin, qui n'ont pas eu le temps soit de déformer, soit d'immobiliser les articulations ; dans les cas plus graves, le résultat n'est assurément pas aussi rapide, mais la guérison est quand même certaine et ne dépasse guère quelques semaines ; ainsi je citais dernièrement un cas d'atrophie musculaire chez un enfant de sept ans, qui avait la jambe gauche plus d'un tiers moins grosse que la droite, dont les nerfs rétractés l'avaient pliée, complètement ankylosée, et que nous avons guéri en moins de six mois, à ce point que l'on ne saurait dire à cette heure quelle était celle des deux jambes qui était atteinte, car les nerfs se sont allongés, les muscles se sont développés, et il ne se ressent plus d'une affection dont il était atteint depuis quatre ans, et contre laquelle toutes les médications, les eaux minérales, les massages avaient piteusement échoué.

Les disques métallothérapique et les applications névrogéniques n'ont pas tardé à lui rendre la souplesse et la vitalité, car après six semaines environ, le succès ne faisait plus de doute, il ne s'agissait plus que de parfaire la guérison.

Mais le cas le plus caractéristique et le plus difficile que nous ayons eu à traiter et qui montre le mieux l'efficacité des applications électriques dans les maladies des articulations est la guérison d'un monsieur âgé de cinquante-deux ans, d'un tempérament arthritique au suprême degré, dont les parents étaient morts perclus, qui toute sa vie avait souffert des douleurs rhumatismales, et qui depuis environ dix ans avait toutes les jointures atteintes d'engorgement, d'enflure et même de déformations, lesquelles constituaient une véritable infirmité, puisque depuis longtemps il ne pouvait plus marcher, même dans sa chambre.

Les genoux en particulier étaient affectés d'une enflure considérable, les pieds étaient tuméfiés et présentaient des grosseurs énormes connues sous le nom de nodosités d'Héberden, qui se rencontraient également aux mains qui étaient enflées; les articulations du coude étaient devenues très raides; ce n'est qu'avec peine qu'il pouvait remuer l'avant-bras, les épaules semblaient soudées, principalement la gauche.

Possédant une fortune assez considérable, il avait pu se faire traiter par les princes de la science, aller dans toutes les villes d'eaux, prendre tous les médicaments, mais sans obtenir aucun résultat; son état, malgré tous les soins dont il n'avait pas cessé de s'entourer, s'était aggravé progressivement, et il en était venu au point où nous l'avons trouvé. Il nous fit demander il y a quelques mois, notre méthode lui ayant été spécialement recommandée par un de ses amis que nous avions d'ailleurs guéri de douleurs rhumatismales, mais qui étaient loin cependant de présenter la même gravité.

Trois mois de traitement à l'aide de nos disques métallothérapiques et de notre appareil névrogénique ont rendu notre malade assez valide pour lui permettre de sortir chaque jour, par n'importe quel temps, sans en éprouver le moindre inconvénient, sans ressentir la moindre douleur. Ses articulations sont redevenues souples, ne sont plus empotées ni gonflées, les épaules semblent surtout s'être dessoudées, et la déformation commence à disparaître entièrement.

Un pareil succès serait à lui seul capable de faire éclater aux yeux de tous la valeur inappréciable de notre méthode, car il démontre que non seulement elle possède une énergie capable d'être opposée aux crises les plus violentes, aux complications les plus graves, mais encore qu'elle agit sur les cas les plus invétérés avec toute certitude de succès.

Aujourd'hui l'action de l'électricité sur les douleurs rhumatismales, l'arthrite, les ankyloses, n'est mise en doute par personne, mais j'ai tenu cependant à citer quelques exemples pour bien démontrer jusqu'à quel point nos disques et nos appareils névrogéniques peuvent agir, car mieux que tout ce que l'on peut dire, les exemples sont seuls capables de démontrer à ceux qui souffrent que là est le véritable moyen d'obtenir la guérison rapide et sûre de ces affections si douloureuses, contre lesquelles la Médecine ordinaire était si complètement impuissante qu'elle ne pouvait pas même procurer aux malades le moindre soulagement.

La Médecine Électrique a donc affirmé une fois de plus sa valeur, et à l'heure présente ceux qui négligeraient d'en faire usage ne pourraient se plaindre que de leur imprévoyance, puisqu'ils ne souffriraient que par leur seule faute.

Des tumeurs fibreuses de la matrice.

LEUR TRAITEMENT ET LEUR GUÉRISON PAR LA MÉDECINE ÉLECTRIQUE

Jusqu'à ces dernières années, il n'était venu à l'idée de personne de guérir les tumeurs fibreuses et, parmi celles-ci, nous plaçons au premier rang les corps fibreux de la matrice, autrement que par une opération sanglante : et alors, selon l'habileté de l'opérateur, la malheureuse courait les chances de réussite ou d'insuccès. Aujourd'hui, il est absolument hors de conteste qu'ainsi que beaucoup d'autres affections, les tumeurs fibreuses peuvent guérir et guérir brillamment ; que l'électrothérapie peut aussi soulager des maladies considérées jusqu'alors comme incurables. Il n'y a même aucune exagération à affirmer que, dans bien des cas, l'électrothérapeute le plus expérimenté est lui-même étonné de la promptitude et de l'étendue des améliorations ou des guérisons, sans qu'il puisse trouver de raison plausible de l'efficacité si rapide de son intervention. Mais, ne l'oublions pas, l'électricité est un médicament comme un autre, qu'il faut savoir doser prudemment.

Il y a plusieurs années que les premières tentatives furent faites en vue de guérir les tumeurs fibreuses au moyen de l'électricité, et les premières observations à ce sujet furent publiées par les docteurs Legros et Onimus, et attirèrent l'attention des praticiens.

Depuis, les observations et les tentatives se sont multipliées, et avec un succès si manifeste, que les partisans de l'opération sanglante, dont nous sommes pour notre part les adversaires déclarés, ont été obligés de s'incliner.

D'après les documents publiés, il est hors de doute que l'on obtient de bons résultats symptomatiques, tels que la disparition de la douleur et de la métrorrhagie ; nous-même pouvons fournir à ce sujet de nombreuses observations ; mais nos adversaires nous dénient de faire disparaître la tumeur en totalité. Eh quoi ! n'est-ce rien que d'avoir rendu à la matrice enclavée dans le petit bassin sa mobilité ? N'est-ce rien que la diminution de l'inflammation circonvoisine, inflammation qui pouvait être le point de départ d'accidents redoutables et mortels à brève échéance ? Dans tous les cas, les malades obtiennent un véritable soulagement, puisque les symptômes les plus gênants sont améliorés ; quant à la tumeur elle-même, elle se trouve réduite à un volume tellement minime qu'elle ne constitue plus un danger, l'électricité ayant détruit en quelque sorte la vascularisation de la tumeur, c'est-à-dire sa nutrition, et par contre-coup son développement.

Quant à l'opération sanglante, n'est-ce rien aussi que les nombreux insuccès qui l'accompagnent ? Quand on pense que l'on a vu des opérateurs habiles extirper la matrice elle-même, croyant sectionner dans la tumeur fibreuse !

Ainsi que nous l'avons constaté, le développement d'un corps fibreux dans la matrice chez la femme coïncide avec l'apparence complète d'une bonne santé : la tumeur se développe progressivement jusqu'à envahir la totalité de l'abdomen, si l'on ne s'y oppose. Mais au fur et à mesure qu'elle s'accroît apparaissent les inconvénients du mal, c'est-à-dire leucorrhée, métrorrhagie, douleurs dans l'abdomen, s'irradiant dans tous les sens, ténesme rectal et vésical. Bientôt la fièvre, les frissons, les vomissements se mettent de la partie. C'est l'instant solennel, car l'on n'a déjà que trop attendu pour agir ; il ne reste plus de temps à perdre. Pour les femmes dont le courage n'a pas craint de prévenir ces accidents ultimes, en se confiant aux lumières d'un médecin expérimenté, elles n'auront point à redouter cette phase dangereuse.

Que ferons-nous donc comme traitement ? Nous soumettrons les fibromes à l'action fondante des courants électrolytiques pendant dix à quinze minutes par séance, en augmentant progressivement le courant, et au bout de deux mois le corps fibreux aura disparu ou sera réduit au point de ne plus constituer désormais pour la malade qu'une quantité négligeable.

Mais nous insistons sur ce point, pas de craintes inutiles, pas de pusillanimité : notre méthode est aussi sûre qu'inoffensive, plus d'aléa d'opération sanglante à courir ; toute malade qui laisserait passer le moment favorable serait inexcusable et l'ennemie de sa propre conservation.

APPENDICE

VISITES DANS PARIS, VISITES EN PROVINCE

Nous avons donné dans ce Manuel une idée générale des traitements électrothérapiques et métallothérapiques, et nous avons spécifié la plupart des maladies chroniques auxquelles ils sont applicables. Notre correspondance complétera les renseignements dans chaque cas particulier. Nous tenions à faire un résumé simple et clair des moyens d'action de la Médecine Électrique, pour appeler sur elle l'attention des malades qui souffrent depuis longtemps, ainsi que des nouveaux venus dans la pratique médicale qui, eux, n'ont aucune raison pour repousser une médication qui leur donnera dans leur carrière les plus grandes satisfactions.

Nous ajouterons que les consultations à l'Institut sont absolument gratuites, ainsi que les consultations par correspondance.

Les honoraires des visites dans Paris sont fixés à quarante francs.

Pour les visites en province, le prix est calculé d'après le temps et la distance, avec les frais de déplacement en plus.

PRIX

DES DISQUES MÉTALLOTHÉRAPIQUES ET DES APPAREILS ÉLECTRO-MÉDICAUX

———

DISQUES MÉTALLOTHÉRAPIQUES

Prix unique.............................. 10 francs.
Retrempe par disque..................... 2 —

———

Ceinture métallothérapique.............. 50 francs.

OZONATEURS ÉLECTROSTATIQUES
à simple effet

N° 3................................. 125 francs.
N° 4................................. 200 —
N° 5................................. 300 —

OZONATEURS A INHALATION ET A RÉVULSION
OU A DOUBLE EFFET

No 3... **350** francs
No 4... **400** —
No 5... **500** —
No 6... **600** —

APPAREILS GASTROLYTIQUES

No 1... **160** francs
No 2... **250** —

APPAREIL OTOLYTIQUE

No 1... **90** francs

APPAREIL ENTÉROLYTIQUE

No 1... **160** francs

APPAREIL URÉTROLYTIQUE

No 1... **160** francs

APPAREIL UTÉROLYTIQUE

No 1... **200** francs

APPAREIL PROSTATOLYTIQUE

No 1... **200** francs

APPAREILS ÉLECTROLYTIQUES

N° 30................................	**90** francs.
N° 33................................	**150** —
N° 39................................	**200** —
N° 48................................	**300** —
N° 56................................	**340** —
N° 62................................	**550** —

APPAREILS NÉVROGÉNIQUES

N° 1................................	**90** francs.
N° 2................................	**200** —
N° 3................................	**300** —
N° 4................................	**580** —

APPAREIL A BAINS FARADISQUES

N° 1................................	**350** francs.

———

AVIS SPÉCIAL A NOS CLIENTS

Tout client nouveau a droit au service gratuit de notre journal La Nouvelle Médecine Électrique pendant un an.

Les disques et appareils sont expédiés *franco d'emballage.*

Le port reste à la charge du destinataire.

Les appareils vendus ne sont pas repris.

TABLE DES MATIÈRES

www.ingramcontent.com/pod-product-compliance
Ingram Content Group UK Ltd.
Pitfield, Milton Keynes, MK11 3LW, UK
UKHW020919120726
13693UKWH00003B/1082